हर हफ़्ते घटाएँ एक किलो वज़न

हर हफ़्ते घटाएँ एक किलो वज़न

तुरंत नतीजों वाले कारगर उपाय

निशी ग्रोवर

अनुवाद : प्रीति मिश्रा

पेंगुइन बुक्स
पेंगुइन रैंडम हाउस इम्प्रिंट

पेंगुइन बुक्स

यूएसए | कनाडा | यूके | आयरलैंड | ऑस्ट्रेलिया | सिंगापुर
न्यू ज़ीलैंड | भारत | दक्षिण अफ्रीका | चीन

पेंगुइन बुक्स, पेंगुइन रैंडम हाउस ग्रुप ऑफ़ कम्पनीज़ का हिस्सा है,
जिसका पता global.penguinrandomhouse.com पर मिलेगा

पेंगुइन रैंडम हाउस इंडिया प्रा. लि.,
चौथी मंजिल, कैपिटल टावर -1, एम जी रोड,
गुड़गांव 122 002, हरियाणा, भारत

पेंगुइन
रैंडम हाउस
इंडिया

प्रथम हिन्दी संस्करण रैंडम हाउस इंडिया द्वारा 2013 में प्रकाशित
यह हिन्दी संस्करण पेंगुइन रैंडम हाउस द्वारा 2021 में प्रकाशित

10 9 8 7 6 5 4 3 2

ISBN 9788184004670

मुद्रकः रेप्रो इंडिया लिमिटेड

मेरे माता–पिता को उनके सहयोग और प्यार
और
मेरे क्लाइंट्स, जिनसे मैं प्रतिदिन सीखती हूँ,
को समर्पित

अनुक्रम

भाग तीन: अपने वज़न को सही बनाए रखना

प्राक्कथन

मैंने निशी के बारे में पहली बार अपनी भतीजी से सुना जो उसके प्रोग्राम का हिस्सा रही थी और उसने वहाँ से एक अनोखा आत्मविश्वास पाया। मुझे जिज्ञासा हुई क्योंकि लंबे समय से मैं अपने भोजन करने का तरीका बदलना चाहती थी और अपनी व्यस्त दिनचर्या से इसके लिए समय नहीं निकाल पा रही थी। निशी के प्रोग्राम में शामिल होने के बाद मुझे एहसास हुआ कि वह एक कितनी अच्छी आहार विशेषज्ञ है।

सबसे पहले मैं निशी को उसके ज्ञान और प्रयासों के लिए धन्यवाद देना चाहती हूँ कि उन्होंने न सिर्फ़ मेरे बल्कि हजारों अन्य महिलाओं और पुरुषों के जीवन को बदला। आज के दौर में हम सब को आगे बढ़ने के लिए स्वस्थ रहने की आवश्यकता है। खासतौर पर महिलाओं में अच्छा दिखने और एक दूसरे से आगे रहने का बहुत दबाव है। हालांकि, हमारी व्यस्त दिनचर्या और आपाधापी, स्वस्थ और साफ़ जीवन जीने में रुकावट है। हृदय रोगों के साथ साथ मोटापा भी बढ़ रहा है और स्वस्थ रहना बहुत ही मुश्किल होता जा रहा है।

और यहीं निशी महत्त्वपूर्ण प्रभाव डालती हैं। वह एक बहुत ही अच्छी आहार विशेषज्ञ हैं जो आपका वज़न कम करने में ही मदद नहीं करतीं बल्कि आपके आदर्श वज़न को बनाए रखने के साथ ही स्वस्थ जीवनशैली शुरु करने में भी मदद करती हैं। सिर्फ़ कम भोजन करने से नहीं बल्कि सही भोजन करने से, भोजन के प्रति मेरा नज़रिया बदला। उनका मंत्र आसान है – आप वह हैं जो

आप खाते हैं। निशी कम समय के लिए डाइट प्लान की जगह लंबे समय के जीवनशैली परिवर्तन पर जोर देती हैं। यहाँ से मैंने सही तरह से भोजन करना, सही तरह का भोजन चुनना, अपने भोजन की मात्रा पर नियंत्रण करना और सही समय पर भोजन करने जैसे तीन महत्त्वपूर्ण तरीके सीखे जो आपके वज़न को नियंत्रण में रखने के साथ ही आपके शरीर के लिए भी बहुत उपयोगी है। दोपहर के भोजन के समय अधिकतम खाएं जब सूर्य अपने पूरे तेज पर होता है, क्योंकि इसी समय आपकी मैटाबॉलिक दर अपने पूरे ज़ोर पर होती है। शाम के समय कम भोजन करना और अपने पेट को कभी खाली ना रखने जैसे उनके सरल नियमों ने मेरे जीवन में बहुत प्रभाव डाला।

ये और ऐसे ही अन्य साधारण और आसानी से किये जाने वाले उपाय जीवन को परिवर्तित करने वाले और लंबे समय में फ़ायदा पहुंचाने वाले हैं। उनका प्रोग्राम आपको आपके शरीर के बारे में बेहतर महसूस कराता है, आपको ऊर्जावान बनाता है, आपके मूड को स्थिर रखता है और जितना संभव हो सके आपको स्वस्थ रखता है- और ये सब वे पोषण से सम्बंधित मूल बातों और आसान- से डाइटरी और जीवन शैली परिवर्तन के माध्यम से आपको सीखाती हैं।

मेरा मानना है कि यह किताब उन लोगों के लिए बहुत मददगार साबित होगी जो अपनी वर्तमान की आदतों में छोटे लेकिन महत्त्वपूर्ण सुधार करके अपनी जीवनशैली में एक बडा परिवर्तन करना चाहते हैं। निशी के अनोखे अंदाज में बताए गए नुस्खे और सलाह के साथ *हर हफ़्ते घटाएँ एक किलो वज़न* एक बेहतरीन उपहार है जो आप स्वयं को दे सकते हैं।

कविता भारतीय
नई दिल्ली

भूमिका

तंदुरुस्त और स्वस्थ जीवनशैली की मेरी यात्रा मैंने अपनी मर्ज़ी से नहीं चुनी थी। यह कुछ ऐसा था जो मुझे करना पड़ा। 4 साल की उम्र में जब बच्चे इस बात की फ़िक्र नहीं करते कि गाजर में कितने विटामिन होते हैं और हरी सब्ज़ियां उन के लिए कितनी गुणकारी हैं, तब मुझमें टाइप 1 मधुमेह के लक्षण पाये गये थे। और इस के साथ कई अन्य समस्याएं भी आई। जहाँ एक तरफ बच्चे टॉफ़ियाँ और केक खाने के लिए भागते थे, मुझे इस सच से समझौता करना पड़ा कि मेरा शरीर अलग है- अतिसंवेदनशील और कमज़ोर।

टाइप 1 मधुमेह बहुत ही जटिल है। जब मैं बड़ी हो रही थी तब मुझे बहुत सावधानी से रहना पड़ा। रक्त शर्करा को सामान्य श्रेणी में बनाए रखने के लिए इंसुलिन की उपलब्ध मात्रा और कोशिकीय (सेलुलर) स्तर पर उसके प्रभाव के बीच एक नाज़ुक संतुलन की आवश्यकता होती है। मेरे पिता जो ख़ुद एक डॉक्टर हैं, उन्होंने मुझे धैर्य रखना सिखाया और इस रोग से लड़ने का रास्ता दिखाया- रक्त शर्करा को स्वयं मॉनिटर करना, दवाएँ और उनका उपयोग करना, अच्छी तरह से व्यायाम करना और भोजन के महत्त्व को समझना। उनके लिए यह देखना बहुत ही दुखद था कि उनकी छोटी सी बेटी उन सभी कार्यों को करने में असमर्थ है जो अन्य बच्चे कर सकते थे लेकिन उन्होनें मुझे कुछ बहुत ही मुश्किल दिनों में संभाला। दूसरी ओर, मेरे पास कोई और विकल्प नहीं था और अपने रोग से लड़ने के लिए एक स्वस्थ जीवनशैली को अपनाना पड़ा। हालांकि मैं एक बच्ची थी और हिम्मत हार जाया करती थी। किशोरावस्था में, मैं एक उचित आहार योजना (डाइट प्लान) को ना लेने के मतलब को

समझ नहीं पाती थी। कई अवसरों पर मैं अपने मन के अनुसार खा लिया करती थी- रात में स्नैकस, खूब ज़्यादा चॉकलेट। बेशक, यह सुनिश्चित करना कि मैं ठीक से खा रही हूँ और स्वस्थ हूँ, मेरे माता-पिता का सबसे बड़ा काम था।

लेकिन जैसे ही मैं बड़ी हुई और यह समझने लगी कि मेरा शरीर अन्य लोगों से अलग है, मैं भोजन और व्यायाम के महत्त्व को भी समझ गयी। जल्द ही मैंने स्वस्थ जीवनशैली को साधारण विषय बना लिया और फिर कभी उस मार्ग से नहीं हटी, लेकिन मैं कभी-कभी एक चॉकलेट खा लेती हूँ। मुझ से कई बार चूक हो जाती है जिन पर मेरा कोई नियंत्रण नहीं है। लेकिन कुल मिलाकर मैं अपने भोजन करने की अच्छी आदतों और एक अनुशासित व्यायाम शासन के समर्पण के कारण आज स्वस्थ, मज़बूत और केंद्रित हूँ। इसलिए जब मैं अपने आस पास के लोगों को भोजन को कोसते हुए या अनावश्यक खाते हुए देखती हूँ तो मुझे ना केवल दुख होता है, क्योंकि वे खूबसूरती से कार्यशील शरीर के अपने उपहार को बर्बाद कर रहें है, बल्कि समर्थ के व्यर्थ जाने के बारे में गुस्सा भी आता है।

मैंने पोषण की दृष्टि से स्वस्थ और शारीरिक रूप से फ़िट रहने के सिद्धांत को गले लगाया और इसे अपने जीवन का हिस्सा बना लिया। मैंने स्वास्थ्य पर ग्रंथ पढ़े और अपनी डाइट में सुधार किये। यह मेरी लड़ाई थी और मेरा इस से जी-जान से लड़ने का इरादा था। 1987 में मुझे ऐरोबिक्स के बारे में पता चला और मुझे इससे प्यार हो गया। यह एक ऐसी गतिविधि थी जिस में मैं पूर्णतः खो गयी- आप पसीना आने तक काम करते हैं, आप जोर से सांस लेते है, आप का दिल संगीत के साथ धड़कता है। ऐरोबिक्स भारत में नया था, और मैंने जल्द ही इसका कोर्स जॉइन किया और फिर ट्रेनर के रुप में ट्रेनिंग देने लगी। 1988 में मुझे अमेरिकन फ़ेडरेशन ऑफ ऐरोबिक्स (AFA) के द्वारा प्रमाणित किया गया।

1991 में, मैंने लास वेगास में विश्व एरोबिक चैम्पियनशिप में

भारत का प्रतिनिधित्व किया। और उसके 6 महीने बाद जब रीबॉक भारत में आया तो मैंने उन के साथ सत्र आयोजित किए और जल्द ही सर्टिफाइट इंस्ट्रकटर बन गयी। वो सिर्फ़ शुरुआत थी।

मैं ऐरोबिक्स की तीन से चार क्लास लगातार लेती थी। उनमें हम बहुत परिश्रम करते थे जिससे मैं और मेरे स्टूडेंट दोनों थक जाया करते थे। ऐरोबिक्स करते हुए मैं गहराई से सोचती थी कि स्वस्थ जीवन जीने का क्या तरीका है। एक दिन मेरी एक सहेली ने, जो वज़न कम करना चाहती थी, मेरी क्लास जॉइन की और पूछा कि क्या ऐरोबिक्स से सच में वज़न कम हो सकता है। मैंने उसे बताया कि यह उसे स्वस्थ रहने में मदद कर सकता है। वज़न कम करने के लिए पहले उसे सही तरह से भोजन करना शुरु करना होगा। उसने मुझसे पूछा कि क्या मैं उसे, क्या खाना है और क्या नहीं के बारे में थोड़ा बता सकती हूँ। मैंने उसे बताया कि मैं किस तरह भोजन करती हूँ और मेरी जीवन शैली क्या है। उसने पूरी ईमानदारी से उसका पालन किया और कुछ ही महीनों में उसका सारा अतिरिक्त वज़न कम हो गया।

मेरी जीवनशैली एक सफल मॉडल की तरह थी। इसकी शुरुआत उसके साथ हुई और जल्द ही बहुत सारे लोग जुड़ गये। यह एक क्रमिक विकास था, और मेरे लिए एक बहुत बड़ी सीखने की प्रक्रिया, क्योंकि हर व्यक्ति का शरीर अलग होता है और किन्हीं दो व्यक्तियों को एक जैसी समस्याएं नहीं हो सकती। वासुदेवन क्लिनिक पर आने वाले हर क्लाइंट से मैंने कुछ न कुछ सीखा। उन सब के एक पास अपनी एक अलग कहानी होती थी कि उन्होंने भोजन को कैसे लिया, उसके बारे में कैसे सोचा और उन्होंने इतना भोजन क्यों खाया। यह मेरे लिए एक लंबी शिक्षा प्रक्रिया रही। पिछले कुछ वर्षों में, मैंने अपने क्लाइंट्स में एक पैटर्न देखा, और मैं समझ गयी कि वे जिस तरह से भोजन करते है उसके पीछे क्या कारण है।

जो लोग मेरे पास आये वे पहले भी किसी ना किसी फ़िटनेस/

डाइट/डीटॉक्स प्लान में भाग ले चुके होते हैं। उन सब को पहले से ही सही तरह से भोजन करने और व्यायाम करने के स्वास्थ्य मंत्र के बारे में पता होता है। फिर भी वे असफल हो जाते हैं और वापस अपनी पुरानी आदतों को अपना लेते हैं। और इसके लिए मैं उन्हें दोष नहीं देती क्योंकि अपना वज़न कम करना और उसे बनाए रखना, सबसे पहले और सबसे महत्त्वपूर्ण रूप से इच्छाशक्ती - मस्तिष्क को नियंत्रण में रखने-पर निर्भर करता है, जो एक बहुत ही मुश्किल बात है। किसी भी सफल नेता या सफल व्यक्ति या सफल धर्म के पीछे सूक्ष्म लेकिन सबसे महत्त्वपूर्ण, मन को अनुशासित करने की कला छिपी होती है। अच्छी सेहत पाने के लिए, अपने परिवार में खुशियाँ लाने के लिए, सभी को शांति प्रदान करने के लिए, एक व्यक्ति को पहले अपने मन को अनुशासित और नियंत्रण में करना होगा। अगर एक व्यक्ति अपने मन को वश में कर सकता है तो वह मोक्ष प्राप्त कर सकता है और इस के साथ ज्ञान और सद्‌गुण स्वतः ही उस में आ जायेंगे- यह गौतम बुद्ध ने कहा है और इस से ज़्यादा सरल लेकिन गूढ़ सत्य जीवन में नहीं हो सकता।

इतने सालों के बाद भी लोग मेरे पास लौट कर आते हैं। इसका कारण यह है कि वे अपनी पिछले प्रयासों में विफल रहे हैं और मैं यह भी समझ जाती हूँ कि वह विफल इसलिए रहे हैं क्योंकि उन में इच्छाशक्ती और प्रेरणा की कमी है। इसलिए मैं उन के साथ एक अलग तरीका अपनाती हूँ। मैं सिर्फ़ उन्हें उनकी डाइट देकर उसका पालन करने के लिए अकेला नहीं छोड़ देती, क्योंकि मैं जानती हूँ कि यह काम नहीं करेगा। वास्तव में मैं उन्हें कोई नयी डाइट देती ही नहीं हूँ। मैं उन के वर्तमान के भोजन करने के तरीकों में थोड़े से सुधार करने के साथ शुरुआत करती हूँ, और धीरे-धीरे उसे कम करती हूँ। यह सबसे ज़्यादा लचीली डाइट है। अगर आप दोपहर के भोजन में चार चपातियां खा रहे हैं तो मैं आप से एक कम करने के लिए कहूंगी। अगर आप रात का भोजन 9 बजे कर रहे हैं तो मैं आपको सलाह दूंगी कि आप इसे एक घंटा पहले करें। अगर

आप सुबह के नाश्ते में आम खा रहे हैं तो मैं आपको अमरुद खाने को कहूंगी। ये बदलाव करना असंभव नहीं है इसलिए मेरे ज़्यादातर क्लाइंट इन्हें ख़ुश हो कर स्वीकार करते हैं। उसके बाद में भोजन करने के अनुशासन और इच्छाशक्ती पर काम करना शुरु करती हूँ। हालांकि उपयुक्त कारकों के सफल होने का सबसे महत्त्वपूर्ण कारण है कि मैं लगातार अपने क्लाइंट्स पर नज़र रखती हूँ। वे प्रतिदिन क्या खा रहे हैं और उनके वज़न का रिकॉर्ड रखने पर मैं जोर देती हूँ। जब मैं उनकी प्रगति पर नज़र रखती हूँ तो उन्हें पता होता है कि इस राह पर वे अकेले नहीं है और जब वे परिणाम देखने लगते हैं तब वास्तविक यात्रा आंरभ होती है क्योंकि सफलता के अनुभव से ज़्यादा उत्तेजक और प्रेरणादायक कुछ नहीं हो सकता। पिछले कई दशकों में, पश्चिमी देशों में भोजन बहुत तेज़ी से, सस्ता और आसानी से उपलब्ध हो गया है जितना मानव इतिहास में पहले कभी नहीं था। इस तथ्य के साथ ही साथ भोजन से मिलने वाली ख़ुशी और तनाव से राहत के कारण भी लोग ज़्यादा खाने लगे हैं जिसके परिणाम स्वरुप दीर्घकालीन स्वास्थ्य समस्याएं उतपन्न हुई। आजकल मुझे लोगों की चिंता होती हैं, खासतौर पर महिलाओं की, क्योंकि आय में वृध्दि और सम्पन्नता के कारण भारतीय इस तरह भोजन कर रहे हैं जैसे उन्होंने पहले कभी नहीं किया।

अपने आस पास नजर डालें- फ़ास्ट फ़ूड सब जगह है। सब कुछ इतना परिष्कृत और उच्च्य कैलोरी वाला है जैसे पीट्ज़ा, मिठाइयाँ, चिप्स, डिब्बाबंद खाद्य पदार्थ, एनर्जी ड्रिंक, सॉफ़्ट ड्रिंक आदि। खाद्य पदार्थ अत्यधिक खाना पकाने, पास्चुराइज़ेशन, होमोजेनाइज़ेशन, उच्च्य ऊष्मा, मकैनिकल प्रोसेसिंग आदि के माध्यम से जितने ज़्यादा परिष्कृत होंगे उतने ही कम प्राकृतिक और पौष्टिक होंगे- यह शरीर के लिए उपयोगी और पौष्टिक तत्व होने की जगह खतरनाक बन जाते है। औद्योगिक क्रियान्वयन इस हद तक भोजन से उसके पौष्टिक तत्व खत्म कर देता है कि खाद्य पदार्थ में कृत्रिम पौष्टिक तत्व मिलाए जाते हैं। यह आटे के बारे में बिल्कुल सच है जहाँ कुछ

विटामिन प्रोसेसिंग के बाद मिलाए जाते हैं।

और उससे भी ज़्यादा हमें विभन्न तरह के व्यंजनों को खाने का शौक हो गया है। इसलिए हम वे नहीं खा रहे हैं जो हमें खाना चाहिए - हमारा मुख्य भोजन। हमारे देश में नये-नये व्यंजन आ रहे हैं जो स्वादिष्ट हो सकते हैं पर पौष्टिक नहीं। अमेरिका में, कैंसर और अपराध से ज़्यादा हृदय रोग आगे है और मुझे लगता है कि हम भी उनकी जीवनशैली की राह पर है जो आदर्श और स्वस्थ जीवन जीने के तरीके से बहुत दूर है। भारत में मोटापा तेज़ी से बढ़ रहा है और मैं यह इसलिए जानती हूँ क्योंकि मेरे पास आने वाले क्लाइंट्स की संख्या हर साल बढ़ रही है और हर साल वज़न तौलने वाली मशीन में नंबर भी बढ़ रहे हैं। यह एक निराशाजनक स्थिति है और ज़्यादा निराशाजनक इसलिए क्योंकि कितने सारे लोग मोटापे का शिकार हैं बिना इस बात के अहसास के कि वे स्वयं को मार रहे हैं।

लोग अभी भी मेरे पास क्यों आते हैं।

एक भी दिन ऐसा नहीं होता जब मेरा क्लिनिक शांत हो या मेरा फ़ोन न बजे। मैं पिछले 30 सालों से लोगों की काउंसलिंग और वज़न कम करने में मदद कर रही हूँ, और अब भी मेरे सेशन खचाखच भरे रहते हैं। मेरा फ़ोन दिनभर बजता रहता है और ज़्यादा से ज़्यादा लोग मेरे प्रोग्राम का हिस्सा बनना चाहते हैं। मैं पूरी कोशिश करती हूँ कि मैं ज़्यादा से ज़्यादा लोगों को शामिल कर सकूं लेकिन फिर भी ये कभी काफ़ी नही होता। मुझे लगता है कि मेरे प्रोग्राम सफल होते हैं क्योंकि ये आसान, तर्कसंगत होते हैं और परिणाम हासिल कराते हैं। इस में कोई प्रबल परिवर्तन भी नहीं होते, बस आपके वर्तमान भोजन करने के पैटर्न में थोड़े से सुधार होते हैं। इस से परिणाम हासिल होते हैं और इसलिए लोगों ने मेरे दरवाज़े पर आना बंद नहीं किया। सबसे महत्त्वपूर्ण, इस में कोई बदलाव नहीं हुआ क्योंकि मनुष्य के शरीर की ज़रूरतों में कभी बदलाव नहीं होता। शरीर की शारीरिक और रासायनिक रचना को सही तरह

से काम करने के लिए कुछ बुनियादी तत्वों की आवश्यकता होती है और अगर हम उसे सही चीज़ें प्रदान करते रहे तो कोई गड़बड़ी ना होना निश्चित है। उदाहरण के लिए अगर आपको 70 प्रतिशत कार्बोहाइड्रेट, 20 प्रतिशत प्रोटीन, और शेष 10 प्रतिशत शकर, वसा और खनिज की आवश्यकता है। अगर आप इन्हें सही मात्रा में अपने शरीर को प्रदान करते हों तो आप ने 80 प्रतिशत कार्य ठीक से कर लिया। और शेष अच्छी जीवनशैली और व्यायाम से पूरा हो जाएगा।

मेरे क्लाइंट्स मुझ पर विश्वास रखते हैं और इस विशेष निति के कारण मेरे पास हमेशा लौट कर आते हैं **क्योंकि मैं उन्हें सही तरह से भोजन करने का तरीका बताती हूँ।** और दूसरा कारण यह है कि मैं सख्त हूँ और उनका पीछा तब तक करती हूँ जब तक मुझे परिणाम नहीं दिखते। लोग अक्सर भूल जाते हैं कि जवाब साधारण बातों में ही छिपा होता है। आप जो भोजन कर रहे हैं उससे आप मोटे भी हो सकते हैं और उस भोजन से ही आप अपना वज़न कम कर सकते हैं और अपने जीवन में ख़ुशी और तंदुरुस्ती भी ला सकते हैं। लेकिन अक्सर लोग बड़ी बातों पर ध्यान देते हुए बारीकियों को भूल जाते हैं।

स्वस्थ जीवन जीने की मेरी राह, स्वयं की खोज की एक यात्रा रही है। मैंने सीखा कि स्वस्थ और तंदुरुस्त रहने से एक व्यक्ति के जीवन में बहुत बदलाव आ सकते हैं। यह मानसिक सकारात्मकता को और अपने शरीर को स्वीकार करने के लिए प्रोत्साहित करता है, नयी गतिविधियों को करने के लिए ताकत देता है, और आपकी राह में आने वाली कई रुकावटों को दूर करता है। सबसे बड़ी बात आप यह सीखते हैं कि मनुष्य का शरीर कितना सुंदर हो सकता है, आप से होने वाली ग़लतियों और चूकों के लिए कितना दयालु और क्षमा करने वाला हो सकता है, और जिसके फलस्वरुप आप इसका आदर

करना सीख जाते हैं। और यही मैं आपको सिखाना चाहती हूँ। मैं प्रतिदिन अपने प्रोग्राम का पालन करती हूँ और मेरा मानना है कि सब ऐसा कर सकते हैं। आपको इस बात के बारे में निश्चित होना होगा कि आप क्या और क्यों करना चाहते हैं।

मैंने स्वयं यह ज़िम्मेदारी ली कि मैं लोगों को पुनः भोजन करना सीखने में मदद करूँ और उनमें आशा जगाऊँ कि चाहे आप पर जो भी थोपा गया हो, आप वापस स्वस्थ और सुव्यवस्थित शरीर पा सकते हैं। इसलिए मैं एक प्रभावशाली वज़न घटाने के आहार के रुप में नियमित और कम भोजन करने के पैर्टन को महत्त्व देती हूँ। जब आप स्थायी रूप से अपने खाने की आदतों में परिवर्तन करते हैं, जब आप एक स्वस्थ जीवनशैली के लिए वचनबद्ध होते हैं तब आप अधिक भोजन करने और निरुद्देश्य डाइटिंग से पहुंचने वाली क्षति से बच जाते हैं। अगर आप स्वस्थ नहीं हैं तो आप जो भी करेंगे उस में अपना बेहतरीन प्रदर्शन नहीं कर सकते। इस किताब के माध्यम से, मैं आपको भोजन के बारे में संदेश देना चाहती हूँ कि किस तरह सही भोजन करके आप अपना वज़न कम कर सकते हैं और एक संतोषप्रद जीवन जी सकते हैं। मुझे आशा है यह किताब आपके लिए उसी तरह फायदेमंद साबित होगी जिस तरह भारत में, मेरे प्रोग्राम मेरे अनगिनत क्लाइंट्स के लिए रहे हैं।

तो इसी के साथ पतले और स्वस्थ रहने की यात्रा आरंभ करते हैं।

जब आप इस प्रोग्राम को शुरु करें तो आप याद रखें कि शुरुआत में इस प्रोग्राम में बहुत लचीलापन है। आप लड़खड़ा सकते हैं, लेकिन जब तक आप कोशिश करते रहेंगे आप मज़बूत और बुद्धिमान होंगे। इसके बारे में बात करें और जैसे-जैसे ज़रुरत पड़े मेरा सहयोग लें।

इस किताब का प्रयोग कैसे करें

इस किताब को सरल और उपयोगी बनाने और बिना किसी विघ्न के पढ़ने हेतु मैंने इस किताब को तीन भागों में बांटा है।

पहला भाग अधिक वज़न होने के मुद्दे को समझाता है, इसके निहितार्थ, इसके पीछे के कारण और स्वस्थ रहने के महत्त्व को समझाता है। अधिक वज़न हमें उससे कही ज़्यादा नुकसान पहुंचा रहा है जितना हम सोचते हैं और विशेषतौर पर भारत में मोटापा एक तेज़ी से फैलने वाली बीमारी बन रहा है। आर्थिक स्तर में वृद्धि के कारण भोजन की मात्रा में बढ़ोतरी के साथ फ़ास्ट फ़ूड ज़्यादा सुलभ हो गया है। लोग अब उतनी मात्रा में भोजन नहीं कर रहे हैं जितना उन्हें करना चाहिए और इसके फलस्वरुप लोगों की कमर और हृदय रोग की घटनाएं बढ़ती जा रही हैं। लोग तकनीक पर अधिक निर्भर होते जा रहे हैं जिसके कारण हम पहले से कही ज़्यादा आलसी हो गये हैं और बदले में हम कम चलते फिरते हैं और अधिक वसा जमा करते हैं। इस सेक्शन में, मैंने इमोशनल ईटिंग के पैर्टन के बारे में भी बात की है और लोग किस तरह उनकी समस्याओं से इनकार करते रहते हैं और तब जागते है जब बहुत देर हो जाती है। पहला भाग इन कारणों और प्रभावों को बताता है और यह भी कि किस तरह एक नियंत्रित आहार अतिरिक्त वज़न को कम करने में लोगों की मदद कर सकता है। दूसरे भाग पर जाने से पहले यह एक क्रैश कोर्स है।

दूसरा भाग एक विस्तृत, अभ्यासिक सेक्शन हैं जिसमें मेरी तीन

हफ़्ते की डाइट दी गयी है- उन्हें कैसे करना है और उसके लिए कैसे तैयारी करनी है। इसमें डाइट चार्ट है और एक अध्याय डीटॉक्स डाइट के बारे में है जो आप दूसरे हफ़्ते के अंत में करेंगे।

इस सेक्शन में एक घंटे का व्यायाम का तरीका है जो आप अपने घर के आरामदायक माहौल में कर सकते हैं। व्यायाम का नियम डाइट के सहयोग के लिए डिज़ाइन किया गया है।

तीसरा भाग मेरे हिसाब से किताब का सबसे महत्त्वपूर्ण भाग है क्योंकि यह वज़न कम करने के बाद वज़न को नियंत्रण में रखने की पेचीदा समस्या के बारे में है। यहाँ पर मैं, आदर्श वज़न पर बने रहने की लगभग असंभव समस्या से निपटती हूँ।

भाग

एक बड़ा मोटा मुद्दा

'मैं मोटी क्यों हूँ?'

'प्रवृत्ति'

दो बज के पंद्रह मिनट हो रहे हैं। बीना अपने काउंसलिंग सेशन के लिए अभी तक नहीं पहुँची है। मेरे अन्य तीन क्लाइंट परेशान हो रहें हैं और बोरियत को दूर करने के लिए अपने ब्लैकबेरी फ़ोन से खेल रहे हैं। मैं हमेशा अपने सेशन सही वक्त पर शुरु करती हूँ लेकिन यह एक छोटा सा ग्रुप है इसलिए मैंने इंतज़ार करने का फैसला किया।

पांच मिनट के बाद बीना तेज़ी से एलिज़ाबेथ आर्डन और हरमीज़ स्काफ़ की तरह लहराती हुई कमरे में आयी। उसे कुर्सी की तरफ बढ़ते हुए देख कर मैंने मुँह बनाया, उसकी ऑल्डो हील ज़मीन पर खटपट कर रही थी। कुर्सी पर बैठते हुए उसने बहुत बार माफ़ी माँगी, 'सॉरी निशी, तुम्हें पता है ना आज कल कितना ट्रैफिक होता है। और यह तब है जब मैं घर से पंद्रह मिनट पहले निकली हूँ। मैं वादा करती हूँ ऐसा दोबारा नहीं होगा।'

मैंने एक गहरी साँस ली और काउंसलिंग सेशन शुरु किया। आप कुछ नहीं कर सकते जब कोई इस भारतीय 'ट्रैफ़िक' का बहाना बनाता है। लेकिन हम सब ऐसे ही हैं। **हमारे पास हर चीज़ के लिए बहाना होता है।** यह एक भारतीय सुरक्षा तंत्र है। हमारी सरकार से लेकर नौकरानियों तक, सब के पास अपनी ग़लती का कोई ना कोई बहाना होता है। एक कभी ना ख़त्म होने वाला तू-तू मैं-मैं का दोषारोपण का खेल। उदाहरण के लिए, मेरे द्वारा ग्रुप से पूछे गये पहले कुछ प्रश्नों के उत्तर देखिए।

'क्या आप में से किसी ने पहले कभी वज़न कम करने वाले प्रोग्राम में भाग लिया है?'

'हाँ', एक 21 साल की युवा ग्रैजुएट ने उत्तर दिया, 'मैंने अपना वज़न 10 किलो कम किया, और फिर मैं बीमार पड़ गयी और मेरा वज़न वापस 12 किलो बढ़ गया'।

'तो आपको क्या लगता है वापस आप का वज़न इतना क्यों बढ़ गया?' मैंने पूछा।

'पता नहीं। मेरे जोड़ों में दर्द रहता है और साथ ही, यह मेरी प्रवृत्ति भी है'

यह रहा जवाब- प्रवृत्ति

आप ने कितनी बार महिलाओं को यह शिकायत करते हुए सुना है कि यह उनकी प्रवृत्ति है? यह धृष्ट, बहुतायत वाला और वर्णन में मुश्किल रोग बहुत सारे भारतीयों के कष्टों का कारण है। मैं कोशिश करती हूँ और लोगों से पूछती हूँ कि इस बात से उनका क्या मतलब है। आप समझ सकते हैं, मैं इसकी गहराई तक जाना चाहती हूँ। भगवान के लिए मुझे समझाएं कि यह प्रवृत्ति क्या है। क्या यह ज़बर्दस्ती आपके मन को बदल देती है (ब्रेनवॉश कर देती है) और आपको रेफ्रिजरेटर या आपके खाद्य भंडार की ओर खींच कर ले जाती है, जिससे आप क्या खा रहे हैं उस पर आपका नियंत्रण ही नहीं रहता। जब कोई मुझसे कहता है कि यह मेरी प्रवृत्ति है तो मैं समझ जाती हूँ कि यहाँ मेरा काम पहले से ही निश्चित है, और यही मेरी चुनौती है कि यह वज़न कम करने के प्रोग्राम के दौरान बहुत सारे बहानों के साथ आयेगी, और इन्हें अपने आप से ज़्यादा चॉकलेट से प्यार है। लेकिन मैं विषय से भटक रही हूँ।

बीना 35 साल की है और उसका वज़न सामान्य से 40 किलो अधिक है, वह मेरे प्रोग्राम का हिस्सा पहले भी रह चुकी है। अचानक वह बीच में बोलती है, 'निशी जब मेरी शादी हुई थी तब मेरा वज़न

50 किलो था और मेरी कमर प्रियंका चोपड़ा की तरह थी, लेकिन अब मुझे देखो ना....... मैं कितनी कोशिश करती हूँ। लेकिन जब मैं सामान्य रूप से खाती हूँ तो भी मेरा वज़न बढ़ जाता है। यह ऐसा है जैसे उसने कहा हो....... प्रवृत्ति मेरी भी है। हर दिन मैं अपना वज़न तौलती हूँ लेकिन क्या करूँ वज़न कम ही नहीं होता। मुझे समझ ही नहीं आता यार....... *मैं अब भी मोटी क्यों हूँ?*

मैंने उसे वहाँ रोका। बीना ने एक महत्त्वपूर्ण सवाल पूछा था। अब यहाँ से असली सेशन शुरु होता है।

'मेरा वज़न क्यों बढ़ जाता है?'

तीस साल और 700 क्लाइंट्स के बाद, अब भी मुझसे वही सवाल पूछा जाता है। **'मेरा वज़न क्यों बढ़ जाता है?'**

जवाब सीधा-सा है। एक अधिक वज़न वाला व्यक्ति अपने वर्तमान वज़न पर जाने के लिए क्या करता है, (यदि उस व्यक्ति को कोई हार्मोनल या मेडिकल परेशानी नहीं है):

- वे अपने शरीर की ज़रुरत के हिसाब से अधिक खाते हैं;
- यह पेट को बढ़ा देता है कि वह अधिक भोजन ले सके और खाने की मात्रा को बढ़ाता है;
- आमतौर पर ये व्यायाम नहीं करते, इसलिए सारा खाना मांसपेशी की जगह चर्बी में बदल जाता है... और
- जब वे डाइट पर जाते हैं तो वे अपना थोड़ा सा वज़न कम करते हैं, लेकिन इतना नहीं की वे अपने पहले वाले वज़न में आ सकें। इसलिए वे निराश हो जाते हैं और पहले की तरह खाते हैं और मोटे ही रहते हैं।

अधिक वज़न और मोटापा - मुख्य दोषी

लोगों के मोटे होने के कई कारण हैं और इनका पता लगाना भी आसान है। मैनें उन्हें निम्न श्रेणियों में बांटा है :

) भोजन से संबंध

) आधुनिक समृद्धि और तकनीक

) शरीर में हार्मोनल या रासायनिक असंतुलन

आइए एक-एक कर इनको समझते हैं।

) भोजन से संबंध

ब्रेड पकौड़े की कसम

कई भारतीय बहुत व्यवहार कुशल और सामाजिक होते हैं; हम दोस्तों और परिवार की कद्र करते हैं और हमारे केलेंडर, छुट्टियों और जश्न मनाने के अवसरों से भरे होते हैं, जो हम बहुत ही ख़ुशी से मनाते हैं और हमारे हर त्योहार की सबसे बड़ी विशेषता, ज़ाहिर है, भोजन ही होता है।

हम भारतीयों को अपने खाने से बहुत प्यार है। हम खाने को घर, परिवार, और बचपन के साथ जोड़ते हैं। खाना कभी नुकसान नहीं पहुँचा सकता। अगर आप परेशान हैं, तो शायद आपकी मम्मी आपको खुश करने के लिए एक प्लेट मिठाई ले आयें। अगर आप चिंतित हैं, तो शायद आप बाहर जाकर एक आइसक्रीम खा लेंगे। एक रेस्टोरेंट में मैनें यह लिखा देखा 'गुड फ़ूड फ़ॉर गुड़ मूड़' जिसे पढ़कर मुझे लगा कि यह काफ़ी स्पष्ट रूप से अभिव्यक्त करता है कि हम अपने खाने को किस तरह से देखते हैं और यह हमारे लिए क्या करता है ?

भारत में, भोजन का हमारे जीवन में एक बहुत ही उच्च स्थान है। यह पूज्य है, इस हद तक कि भारत के कुछ हिस्सों में दुल्हन

को उसके साज-सज्जा के सामान के साथ एक बहुत विशाल मछली दी जाती है। हमारे भगवान श्री गणेश को अक्सर एक लड्डू की प्लेट के साथ दिखाया जाता है। हम अपना प्रेम और मोह भोजन के द्वारा दिखाते हैं। मम्मियाँ हमेशा अपने बच्चों को ज़्यादा खिलाती हैं, पत्नियाँ अपने पतियों को खूब भोजन कराती हैं, ससुराल वालों को अपनी बहुओं और दादा-दादी को अपने पोते-पोती को खिला खिला कर मोटा करने में बहुत आनंद आता है। खिलाने का यह दुष्चक्र तब तक चलता है जब तब हम फटने की कगार पर ना आ जायें और खुद को हृदय रोग विशेषज्ञ के क्लीनिक पर बचाव का नवीनतम अंक पढ़ते हुए ना पायें। ये शब्द *'और लीजिए'* इस देश के खाने के कमरों में एक आम सार्वजनिक प्रार्थना की तरह गूंजता है।

हम में से कितने अपना सुबह का नाश्ता करते हुए यह पूछते हैं कि 'दोपहर के खाने में क्या है?'। हमारा दिन खाने के बारे में चर्चा करते हुए शुरू और खत्म होता है। हम में से अधिकतर सुबह के नाश्ते के समय से ही दोपहर के खाने का मैन्यू सोचने लगते हैं। भारत में अतिथि सत्कार सिर्फ़ खाने के बारे में ही है। मैं जब भी किसी के घर मिलने जाती हूँ तो वे सिर्फ़ मुझे खिलाना चाहते हैं, 'अरे, निशी, तुम्हें कुछ खाना चाहिए,' वे मुझ से आश्यर्च करते हुए कहते हैं जब मैं अक्सर मना कर देती हूँ। मुझे लगता है कि क्या सच में मुझे खाना चाहिए?

उदाहरण के लिए व्रत को ही ले लीजिए- कई संस्कृतियों में यह एक आम रिवाज़ है। हर धर्म में किसी ना किसी प्रकार के व्रत होते हैं। ईसाई लेंट का पालन करते हैं- ईस्टर से पहले के चालीस दिन का समय। यह समय आत्म संयम के अभ्यास और आमतौर पर एक व्यक्ति जिन चीजों में लिप्त रहता है, उन्हें छोड़ने का होता है। लोग मीट, मछली, अण्डे और खास तौर पर जो चीज़ खाना पसंद करते हैं उसे छोड़ देते हैं। इस्लाम में रोज़े रखे जाते हैं जिसमें लोग भोर से सूर्यास्त तक कुछ नहीं खाते। लगभग हर भारतीय

परिवार में कोई एक व्यक्ति सोमवार, मंगलवार या गुरुवार का व्रत रखता है। हालांकि, इसका कारण धार्मिक है, किसी एक देवता के लिए श्रद्धा रखना। मेरा मानना है कि हमारी संस्कृति में व्रत रखना मूलतः सिस्टम के शुद्धिकरण के लिए शुरू हुआ था।

व्रत रखने के कई फायदे हैं। यह डीटॉक्सिफ़िकेशन को बढ़ावा देता है और पाचन तंत्र को आवश्यक आराम देता है। व्रत रखने से त्वचा साफ़ होती है और उसमें चमक आती है। यह एक तरीका है अपने आपको शारीरिक, मानसिक और आत्मिक रूप से शुद्ध करने का, और शरीर का संतुलन पुनः स्थापित करने का और यह उम्र बढ़ने की प्रक्रिया को भी कम करता है। लेकिन मुझे लगता है कि यह सबसे महत्त्वपूर्ण काम करता है – आत्म संयम और दिमाग़ को नियंत्रण में रखने का।

हालांकि, किसी ऐसे व्यक्ति को देखिये जिसने आज का व्रत रखा है और आप पाएंगे कि वह साधारण दिनों से ज़्यादा खा रहा है। उसके टिफ़िन में कुट्टू की टिक्की, सिंघाड़े के पकौड़े (गहरे तेल में तले), आलू के चिप्स, पनीर, सारे फल, दूध, फ़्रूट क्रीम, साबूदाना होंगे। जबकि आप साधारण तौर पर शायद एक सैंडविच खाते होंगे! हमें खाने से इतना प्यार है कि हम व्रत को भी दावत बना लेते हैं!

और अगर लोग आप से ज़बर्दस्ती नहीं करते, तो वहाँ खाने के प्रलोभन से आप स्वयं को रोक नहीं पाते हैं। आप अपने किसी काम से बैंक जाते हैं और वहाँ जा कर आपको पता चलता है कि बैंक खुलने में अभी 15 मिनट हैं। आपके पेट से भूख की वजह से आवाज़ें आ रही है क्योंकि आप सुबह जल्दी बिना नाश्ता किये घर से निकले हैं। और अब आप देखते हैं कि सामने हल्दीराम का रेस्तरां है और वह खुला है। वहाँ जा कर खाना बहुत ही आम बात है। अभी दिन की शुरुआत हुई है और आपने कैलोरियों को इक्कट्ठा करना शुरू कर दिया।

आप जहाँ कहीं भी जाएं फ़ास्ट फ़ूड़ की दुकानें, बेकरी, खाने की दुकानें, और आलू की टिक्की, चाट, समोसा, चाउमिन, ब्रेड पकौड़े वालों का हमेशा उपलब्ध जाल मिल जायेगा। अगर आप अपनी आँखें बंद करके चलेंगे तो यह निश्चित है कि आप एक मोमोज़ वाले से तो टकरा ही जाएंगे- वे इन दिनों सभी जगह तेज़ी से बढ़ रहे हैं। आप घर पर भी सुरक्षित नहीं हैं क्योंकि ये होम डिलीवरी वाले आपकी मर्ज़ी का कुछ भी आपके घर के दरवाज़े तक लाते हैं - वो भी अतिरिक्त डिस्काउंट के साथ। और इन सबसे ऊपर आपकी रसोई आपको बुलाती है, आओ- मुझे खाओ! खाना ही खाना, आप जहाँ भी देखें। यह एक बड़ी और बुरी खाने की दुनिया है। इसलिए यह तर्कसंगत है कि आप ज़रुरत से ज़्यादा खा ही लेंगे, है ना?

मैं यह नहीं कह रही कि खाना दुश्मन है और हमें भूख से मर जाना चाहिये। यद्यपि आजकल लोग ज़रुरत से ज़्यादा खाते हैं, ग़लत तरह से खाते हैं और सारी ग़लत चीजें खाते हैं। वे भूल गये हैं कि वास्तविक ज़रुरत क्या है, और इतना अधिक खा लेतें है कि वो उन्हें नुकसान ही करता है। भोजन एक सुंदर चीज़ है और हम उसके बिना नहीं रह सकते। यह हमारी ऊर्जा का स्रोत है और हमें जीवित रखता है, हमारे दैनिक कार्य पूर्ण करता है। हालांकि हमें समझना चाहिए कि यह किस लिए है, उसके पोषण के पहलूओं को समझना चाहिए, और सबसे ज़रुरी है कि हमें इसका आदर करना चाहिए क्योंकि ये हमें पोषित करता है और हमें स्वस्थ बनाता है। दुख की बात है, कि यह दृष्टिकोण तेज़ी से गायब हो रहा है।

) आधुनिक समृद्धि और तकनीक

फूलना - समृद्धि की निशानी

यह विडंबना है कि भारत जैसा देश जो गरीबी और कुपोषण का

शिकार है, वहाँ मोटापे की समस्या तेज़ी से बढ़ रही है। और इसका सीधा संबंध आर्थिक प्रगति के साथ है जो भारत में हो रही है। इस बढ़ती समृद्धि की बहुत भारी कीमत चुकानी पड़ रही है और वह है - मोटापे का भार।

संयुक्त राष्ट्र के खाद्य एवं कृषि संगठन (FAO) के एक लेख के अनुसार इस विरोधाभास को 'दोगुना बोझ' कहा गया है। यह रिपोर्ट 'असेस्मेंट ऑफ द डबल बर्डन ऑफ मालनूयट्रिशन इन सिक्स केस स्टडी कंट्रीज़', चीन, मिस्र, भारत, मेक्सिको, फ़िलीपींस और दक्षिण अफ़्रीका में राष्ट्रीय शोधकर्ताओं के द्वारा अधिकृत हुई। 'पारंपरिक रूप से अधिक पोषण कम पोषण दिखाई देता था और संक्रामक रोग अतीत की समस्या बन गये थे। रिपोर्ट कहती है 'विकासशील देशों में पोषण की कमी, अधिक पोषण, और संक्रमण और जीर्ण रोग बहुत लंबे समय से एक साथ पल रहे हैं'। अन्य महत्त्वपूर्ण मुद्दा जिस पर रिपोर्ट ने प्रकाश डाला, वह है मौजूदा आर्थिक चलन, जो लोगों को प्रभावित कर रहा है इससे आहार में हानिकारक परिवर्तन हो रहे हैं जैसे कि कम शारीरिक गतिविधियाँ और नमक की अधिक मात्रा लेना, जो मोटापे और आहार से संबंधित भयंकर रोग जैसे मधुमेह और उच्च रक्तचाप का कारण है।

ज़रा सोचिये। ये बढ़ती हुई तोंद, बड़ों के सेक्शन में बच्चों के लिए ख़रीददारी करती माताएं, औरतों का कुर्सियों और मूढ़ों में फ़िट ना आना। क्या हम सब ने उस औरत के बारे में नहीं सुना जिसे हवाई जहाज़ में दो सीटें बुक करानी पड़ी थी क्योंकि वह एक सीट में नहीं आ पा रही थी। और श्री शर्मा जो रेवा गाड़ी नहीं ख़रीद पाये क्योंकि वह उस छोटी कार में नहीं समा पा रहे थे। यह सब सच है।

बात यह है कि भारत इस फ़ास्ट फ़ूड और ग्लोबल फ़ूड के अनावश्यक व्यापार के बिना भी अपने भोजन को लेकर पहले से ही दिवाना है। और इस अतिरिक्त प्रलोभन के साथ, हमने पतले और स्वस्थ रहने के काम को और भी अधिक मुश्किल बना दिया है। यह

विडंबना है कि, भारतीय आहार वास्तव में एक बहुत ही संतुलित आहार है। मैं अपने मरीज़ों को जो आहार देती हूँ, वह उनके मुख्य भोजन का ही उत्पाद होता है। हमारी प्लेटों में सभी भोजन-समूहों से पर्याप्त खाना होता है। रोटियाँ या चावल, सब्जियों की एक कटोरी, थोड़ी दाल, और थोड़ा दही- यह सबसे संतुलित भोजन में से एक है। लेकिन आजकल हम बहुत अधिक मात्रा में तेल डालते है ताकि हमारा खाना जल्दी पक जाये, क्योंकि हम हमेशा जल्दी में होते हैं जो कि भोजन के पोषक तत्वों को नष्ट कर देता है।

साथ ही, यह बाहर भोजन करना हमारे घर के भोजन पर भी प्रभाव डाल रहा है। अगर आप ग्रामीण इलाकों में जो भोजन पक रहा है, उसकी शहरी भोजन से तुलना करेंगे, तो आप बहुत अंतर पायेंगे।

आजकल घर का बनाया हुआ भोजन भी बहुत मसालेदार हो गया है ताकि हमारी मुश्किल से ख़ुश होने वाली प्लेट को सजाये रखा जा सके। क्योंकि हम बाहर इतना ज़्यादा खाते हैं कि हमें घर का बनाया खाना नीरस और फ़ीका लगता है। इसलिए माताएँ और कुक अपने खाने में ज़्यादा मसाले डालते हैं ताकि बच्चे ख़ुश हो कर खायें।

लैन्सेट-एक प्रतिष्ठित चिकित्सा पत्रिका में प्रकाशित आर्थिक सहयोग और विकास संगठन (OECD) के एक ताज़ा लेख के अनुसार भारत को मोटापे की महामारी के क्षेत्र में अग्रणी स्थान पर बताया गया है। 1998 और 2005 के बीच 20 प्रतिशत से ज़्यादा लोग मोटापे का शिकार थे। हर 6 में से एक महिला का और हर 5 में से एक पुरुष का वज़न अधिक था। जंक फ़ूड ख़रीदना अमीरों के लिए आसान है लेकिन गरीबों के लिए नहीं, जो यह दिखता है कि मोटापा सिर्फ़ अमीरों का ही दरवाज़ा क्यों खटखटाता है।

हम में से कितने लोग तीसरे या दूसरे फ़्लोर पर जाने के लिए लिफ़्ट का इस्तेमाल करते हैं? ऐसा कई बार होता है जब मैं लिफ़्ट में होती हूँ और कोई 3 नंबर दबा देता है, तब मैं उनसे कहना

चाहती हूँ, अरे भाई, आपने अपनी पतलून और जूतों में जिसे छिपा रखा है, उसे इस्तेमाल क्यों नहीं करते। मेरा मतलब है कि लोगों ने वाकई अपने हाथ और पैरों का उपयोग करना बंद कर दिया है। वे बेकार होते जा रहे हैं!

टेक्नोलॉजी हमारी ज़िंदगियों को सरल, आसान और ज़्यादा गतिहीन बना रही है। ये हमें पहले से कही ज़्यादा आलसी बना रही है। आमतौर पर, घटिया आहार की आदतें और गतिहीन जीवनशैली वज़न बढ़ने के सबसे सामान्य कारक हैं। हमारे घर में काम करने वाली नौकरानियों को देखिये, वे भी इसी दुनिया में जीती हैं, लेकिन उनके शरीर मज़बूत और तने हुए, और चर्बी रहित हैं। इसका कारण है कि वे हर रोज़ अपनी मांसपेशियों का उपयोग करती हैं। हम, जिनकी टेक्नोलॉजी तक पहुँच है, कम से कम काम करते हैं। हम आलस का पिटारा होते जा रहे हैं। हम सिर्फ़ आराम करना चाहते हैं। आराम करने के सिवा और कुछ नहीं करना चाहते हैं। हमारे पास जितनी ज़्यादा टेक्नोलॉजी है हम उतने ही आलसी होते जा रहे हैं। हम यात्राएँ ज़्यादा करते हैं और हमारी प्लेटें अलग अलग व्यंजनों की आदि होती जा रही हैं। हम घर में खाना ऑर्डर करते हैं, पास के बज़ार कार से जाते हैं, अलग चीज़ें ढूँढते हैं, कुत्ते को घुमाने के लिए नौकर को बोल देते हैं, ऑनलाइन शॉपिंग करते हैं। और हम सब कुछ खाते हैं क्योंकि हम उसका ख़र्च वहन कर सकते हैं। ज़ाहिर तौर पर, पैसा और भोजन साथ साथ चलता है, और साथ चलती है बढ़ती हुई कमर। अजीब है ना?

हम सब सेलिब्रिटी शेफ़ जेमी ऑलिवर को जानते हैं और हम सब उनके शो पसंद करते हैं। हालांकि वे सिर्फ़ ब्रुस्केटा (एक इटैलियन सैंडविच) को सजाने और घर पर बनी टमाटर की सॉस को आसान बनाने का काम नहीं करते। पिछले साल उन्होंने संयुक्त राष्ट्र के महासचिव बान-की मून को एक ख़त लिखा जिसमें उन्होंने अपनी वज़न कम करने की योजनाओं का समर्थन करने के लिए

संयुक्त राष्ट्र से सरकार पर दबाव डालने का आग्रह किया।

उन्होंने लिखाः जल्द ही हमारे पास एक फ़ास्ट और प्रोसेस्ड फ़ूड का ग्लोबल आहार होगा। मैंने युवा माताओं को बच्चों को दूध की बोतल से कोला पिलाते हुए देखा है क्योंकि उन्हें अच्छे पोषण की समझ ही नहीं है। दुनिया में हर दस में से एक आदमी मोटा है। इसका प्रभाव हमारे बच्चों पर हो रहा है- 42 लाख बच्चों का वज़न स्कूल पहुँचने की उम्र से पहले ही अधिक है, और इसमें से अधिकतर सुंदर बच्चे अपनी युवा अवस्था पर पहुँचने से पहले ही हृदय रोग की प्रारंभिक अवस्थाओं और मधुमेह से पीड़ित हो जायेंगे।

मातायें बच्चों को कोला पिला रही हैं- ज़रा सोचिए!

मोटापे को अक्सर अधिक वज़न के साथ भ्रमित किया जाता है। इनके बीच का अंतर महत्त्वपूर्ण है। एक व्यक्ति का वज़न कई कारणों से अधिक हो सकता है जैसे कि मसल टोन, भारी हड्डियाँ आदि (जबकि एक मोटे व्यक्ति में चर्बी की मात्रा, जितनी वह बर्न करता है या जितनी उसके शरीर की ऊर्जा के लिए आवश्यक है, उससे अधिक होती है। एक मोटा व्यक्ति अक्सर गंभीर और जटिल स्वास्थ्य समस्याओं से पीड़ित रहता है।

और यह सिर्फ़ शारीरिक समस्याएँ हैं।

ऊपर दी गयी परेशानियों के अलावा, मोटापा या अधिक वज़न दैनिक जीवन को काफी मुश्किल बना देता है। मोटापे से उत्पन्न होने वाली सामाजिक समस्याओं का एक संपूर्ण विस्तार है। जो परेशानियाँ सबसे आम हैं उनमें समान्यतः आत्म-सम्मान में कमी, आत्मविश्वास में कमी, अपने साथी के साथ यौन संबंधों में परेशानी शामिल हैं। इससे भी अधिक गंभीर मनोवैज्ञानिक समस्याएं हैं जैसे, नकारात्मक आत्म छवि और अस्वीकृति के कारण अवसाद। युवा भारतीय महिलायें, जिसका वज़न अधिक है, उन्हें अपने लिए वर ढूँढने में परेशानी होगी, बच्चों को अपनी माताओं को स्कूल ले जाने

में शर्मिंदगी महसूस होगी। ये सब परिदृश्य आज-कल आम होते जा रहे हैं।

मोटापा जब गंभीर स्वास्थ्य जटिलताओं का कारण बन जाता है तो वह मज़ाक नही रहता। उनमें से कुछ हैं:

- छोटा जीवन कालः मोटे लोगों में 50 से 100 प्रतिशत समय से पूर्व मरने का खतरा होता है:
- मधुमेह (टाइप 2);
- उच्च रक्तचाप;
- हृदय रोग;
- जोडों की परेशानी, जैसे गठिया;
- सांस लेने में परेशानी, जैसे अस्थमा;
- बांझपन;
- पाचन विकार जैसे गैस्ट्रोएसॉफ़िजिएल रीफ़्लक्स रोग;
- कुछ प्रकार के कैंसर (स्तन, गर्भाशय, कोलन)।

मोटापा समान्य परेशानी नहीं है क्योंकि यह 53 अन्य बिमारियों का कारण बन सकता है। शरीर की इंसुलिन प्रतिरोध क्षमता बिगड़ सकती हैं जो एक प्रमुख जीवनशैली रोग (मधुमेह) का कारण हो सकती है। मोटापे को रक्तचाप, कोलेस्ट्रॉल स्तर, और ट्राइग्लिसराइड्स में परिवर्तन करने के लिए जाना जाता है, ये सभी जीवन को नुकसान पहुँचाने वाली स्वास्थ्य स्थितियों को उत्पन्न कर सकते हैं।

अधिक खाने के सामाजिक निहितार्थ बहुत खतरनाक हैं। होता यह है, कि लोग ज़्यादा खाते हैं, मोटे हो जाते हैं, और फिर अपने शरीर के साथ असहज महसूस करने लगते हैं, जिसके कारण असुरक्षा की भावना उत्पन्न होती है। यह अक्सर अस्वीकृति का कारण बनती है और इसका परिणाम यह होता है कि व्यक्ति भोजन में सांत्वना खोजने लगता है। यह भावनात्मक खाने का एक दुष्चक्र

है जिसे तोड़ना मुश्किल है और कई इस लड़ाई में अपनी जान से हाथ धो बैठते हैं।

तो क्यों ना हम इस पर विराम लगायें। इसका जबाव यह है कि हम सभी कुछ करना चाहते हैं, पर करते नहीं हैं क्योंकि हम आलसी हैं, हमारे पास बहाने होते हैं, और हमें ख़ुद पर भरोसा नहीं है कि हमारे अंदर यह कार्य करने की क्षमता है। लेकिन यह सब वह समस्याएं हैं जिन पर हम नियंत्रण कर सकते हैं। थोड़े से अनुशासन और मार्गदर्शन के साथ, आप में से हर कोई मोटापे के राक्षस को हरा सकता है।

) शरीर में हार्मोनल या रासायनिक असंतुलन

कम वसा वाले आहार और कठोर व्यायाम के बावजूद भी किसी व्यक्ति का वज़न उन कारणों से बढ़ सकता है जिन पर उसका कोई नियंत्रण नहीं है। रासायनिक असंतुलन उनमें से एक कारण है।

हमारे शरीर को अपने कार्य करने के लिए हार्मोन की ज़रूरत होती है क्योंकि ये हमारे शरीर के रासायनिक संदेशवाहक हैं। हालांकि हार्मोन के स्तर में वृद्धि या गिरावट का असर व्यक्ति के स्वास्थ्य और वज़न पर होता है। रासायनिक असंतुलन के कारण आपको मधुमेह, बांझपन, हाइपरटेंशन आदि होने का भी खतरा हो जाता है। कुछ हार्मोन के स्तर में असंतुलन को वज़न कम होने या वज़न अधिक होने के लिए भी ज़िम्मेदार ठहराया जा सकता है। मैं मुख्य एंडोक्राइन ग्रंथियों और उनके स्राव और वज़न बढने पर उनके असर के बारे में बात करने जा रही हूँ।

1) **एस्ट्रोजन :** इस हार्मोन का महिलाओं के अंडाशय में उत्पादन होता है। जब एस्ट्रोजन के स्तर में कमी आती है तो शरीर अन्य स्रोतों से एस्ट्रोजन की आवश्यक मात्रा लेने लगता है। वसा कोशिकाओं में

इस महिला हार्मोन का संश्लेषण करने की क्षमता होती है, और जब एस्ट्रोजेन के स्तर में असंतुलन होता है तब शरीर कैलोरियों को वसा में परिवर्तित करता हैं। मांसपेशियों की कोशिकाओं के विपरीत, वसा कोशिकाएं ज़्यादा कैलोरी बर्न नहीं करती। इसके कारण आपके शरीर में वसा के भंडार में वृद्धि हो जाती है। जब किसी महिला को मासिक धर्म होने बंद हो जाते हैं, तो एस्ट्रोजन के स्तर में कमी हो जाती है। मैनोपॉज़ के बाद महिलाओं में वज़न बढ़ने का यही कारण है।

2) **प्रोजेस्टेरॉन :** यह अंडाशय के द्वारा उत्पादित एक अन्य हार्मोन है। यह द्रव प्रतिधारण से निपटने में मदद करता है जो एस्ट्रोजन के स्तर को बढ़ाने का कारण हो सकता है। जैसे-जैसे महिलाएं मैनोपॉज़ पर पहुंचती हैं प्रोजेस्टेरॉन के स्तर में भी गिरावट आती है। जब वसा कोशिकाओं से एस्ट्रोजन संश्लेषित होता है तब शरीर का वज़न बढ़ सकता है और शरीर एस्ट्रोजन के कारण उत्पन्न द्रव का प्रतिधारण करने में असमर्थ हो जाता है। शरीर में द्रव का प्रतिधारण किसी के वज़न बढने का कारण हो सकता है।

3) **टेस्टोस्टेरॉन :** यह मांसपेशियों के निर्माण और रखरखाव के लिए आवश्यक है। मांसपेशियों की कोशिकाएं शरीर में कैलोरियों को जलाती हैं और मेटाबॉलिज़्म की दर को बढाये रखती है। टेस्टोस्टेरॉन के स्तर में कमी मसल मास में कमी में परिणित होती है। ये आगे चलकर मेटाबॉलिक दर को कम करता है। जिस का अंतिम परिणाम वज़न बढ़ना है। टेस्टोस्टेरॉन का स्तर खासकर मैनोपॉज़ के दौरान कम हो जाता है।

4) **एंड्रोजन :** पुरुषों में टेस्टीज़ और महिलाओं में अंडाशय और एड्रेनल कोर्टेक्स के द्वारा उत्पादित होता है और यह विशेषकर आपके शरीर के बीच के भाग के लिए ज़िम्मेदार होता है। एंड्रोजन के स्तर में वृद्धि से पेट के आसपास वसा एकत्रित हो जाती है।

5) **इंसुलिन :** इंसुलिन प्रतिरोध अक्सर मैनोपॉज़ पर पहुँचने वाली

महिलाओं में देखा जाता है। इसका विपरीत प्रभाव आप पर इस प्रकार पड़ता है कि ये प्रत्येक कैलोरी को वसा में परिवर्तित कर देता है। मध्यम आयु-वर्ग की महिलाओं में वज़न बढ़ने के लिए यह सबसे स्पष्ट हार्मोनल कारकों में से एक है।

6) **कॉर्टिसॉल** : शरीर में कई महत्त्वपूर्ण भूमिका निभाता है। सबसे महत्त्वपूर्ण हैं रक्तचाप को बनाए रखना, शरीर के लिए ऊर्जा की उपलब्धता सुनिश्चित करने के लिए वसा और कार्बोहाइड्रेट का तेज़ी से मेटाबॉलिज़्म, रक्त शर्करा को बनाए रखने के लिए इंसुलिन रिलीज़ को बढ़ाना। शारीरिक तनाव की परिस्थितियों में कोर्टिज़ोन का स्राव बढ़ जाता है जो अक्सर इसके उत्पादन के दैनिक स्वरुप को बदल देता है जो वज़न बढ़ने का कारण होता है। अतरिक्त वसा पेट के आसपास एकत्रित हो जाती है, जिससे व्यक्ति मोटा लगता है। पेट के क्षेत्र के वसा को अक्सर 'टॉक्सिक फ़ैट' कहते है क्योकि इसका सीधा संबंध दिल के दौरे और स्ट्रोक जैसे हृदय रोगों के साथ होता है। कॉर्टिसॉल अक्सर तनाव हार्मोन के रूप में जाना जाता है तथा तनाव हार्मोन और वज़न बढ़ने के बीच के संबंध को स्पष्ट करता है।

बीना को लगता है कि वह 'साधारण' तरह से भोजन कर

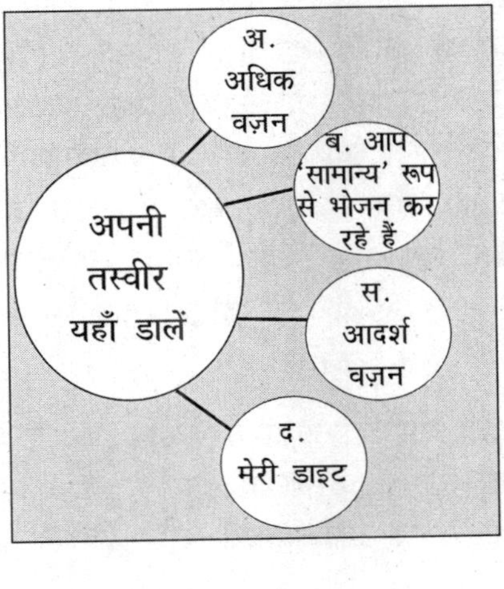

रही है लेकिन वह ऐसा नहीं कर रही है। चित्र पर एक नज़र डालिए। बीना इस समय (अ) पर है। वह अब भी अपने शरीर की आवश्यकता से ज़्यादा भोजन कर रही है, इसलिए वह उतनी पतली नहीं हो पा रही है जितना वह चाहती है। जब वह सामान्य रूप से खायेगी तो वह (ब) पर आ जायेंगी। लेकिन यह अब भी उसके आदर्श वज़न में आने के लिए काफ़ी नहीं है। उसको सामान्य रूप से भोजन फिर से शुरू करने में सक्षम होने के लिए (द) पर जाना पड़ेगा।

मेरा प्रोग्राम

यहाँ से मेरा काम शुरु होता है।

मेरे प्रोग्राम के तीन चरण हैं।

पहला चरण : संघर्ष

यह डाइट का पहला हफ़्ता है जहाँ मैं आपके नियमित खाने की आदतों में सुधार और साधारण लेकिन महत्त्वपूर्ण परिवर्तन करती हूँ। सबसे महत्त्वपूर्ण बात यह है कि मैं लोगों का ध्यान उनके भोजन करने के समय पर केंद्रित करती हूँ, जिसका मतलब है कि रोज़ लगभग एक ही समय पर भोजन करें और जितना संभव हो सके रात का खाना उतना जल्दी खा लें। ये महत्त्वपूर्ण कारक हैं क्योंकि इन पर प्रोग्राम की नींव रखी है। रात में जल्दी और हल्का भोजन करना और खाने का एक नियम बनाना सुनिश्चित करता है कि आपका वज़न बहुत जल्दी कम होगा। हालाँकि मैं इसके बारे में अगले अध्याय में बात करुंगी।

पहला हफ़्ता मुश्किल होता है क्योंकि हमारा शरीर शुरु किये गये बदलाव का विरोध करता है। ज़ाहिर है आप का पेट बहुत ख़ुश नहीं होगा अगर उसे चावल और चिकन करी की अपनी

अतिरिक्त ख़ुराक नहीं मिलेगी। बदलाव के प्रतिकूल जाना स्वभाविक है। इसलिए मैं पहले हफ़्ते भोजन में परिवर्तन को न्यूनतम रखती हूँ और इसके बजाय सही समय पर खाना खाने के तौर-तरीकों पर ज़्यादा ध्यान केंद्रित करती हूँ। मैं दिमाग पर काम करती हूँ। लेकिन याद रखें, मनुष्य एक विकासवादी विशेषता के कारण आगे बढ़ने के लिए परिवर्तन और पर्यावरण को अपनाता है। अगर पहले हफ़्ते आपको लगे कि आप ये नहीं कर सकते तो ज़रा सोचिये कि एक प्रजाति के रुप में हम कितने विकसित हुए हैं।

दूसरा चरण : स्वीकार करना

दूसरे हफ़्ते तक डाइट आपको कुछ परिणाम दे चुकी होगी- आप अपना कम से कम दो किलो वज़न कम कर चुके होंगे और यह आपको प्रोत्साहित करेगा। इस चरण में आप महसूस करेंगे कि मैं हल्का महसूस कर रही हूँ, मेरे कपड़े अब उतने कसे हुए नही हैं, मुझे उतनी भूख़ नही लगती, मुझे दूसरी खुराक की आवश्यकता नहीं है। यह चरण वज़न घटाने की यात्रा में निर्णायक है।

तीसरा चरण : प्यार

तीसरे हफ़्ते से प्रोग्राम के परिणामों को आपको प्रोत्साहित करना चाहिए कि यह सिर्फ़ एक बार के लिए नहीं है बल्कि अपने आपसे सही खाने और महसूस करने का किया गया ज़िंदगी भर का वादा है। आप अपने बारे में अच्छा महसूस करेंगे और साथ ही आपका शरीर भी। आपकी त्वचा में चमक आयेगी, आप दिन में ज़्यादा ऊर्जावान महसूस करेंगे और समस्याओं और कामों से ज़्यादा निपुणता से निपट पायेंगे। हर तारीफ़ आपको अच्छा बनने के लिए और साहस देगी। इस चरण के बारे में मैं दो कहानियाँ बताना चाहूँगी। इस प्रोग्राम में एक दिन है जिसे डिविएशन डे कहते हैं। यह दो हफ़्तो में एक दिन होता है जब मैं अपने क्लाइंट्स को वे जो कुछ खाना चाहते हैं खाने देती हूँ - लेकिन सिर्फ़ एक बार में जो है दोपहर का खाना।

मेरी एक क्लाइंट राधा बहुत उत्सुकता से इस दिन की प्रतीक्षा कर रही थी। उसने बहुत अच्छी तरह से ये दिन अपने पति के जन्मदिन वाले दिन चुना, जो मेरे हिसाब से बहुत स्मार्ट प्लानिंग है। वे लोग दोपहर के खाने के लिए येलो ब्रिक रोड जा रहे थे। जाने से पहले उसने मुझे फ़ोन किया और पूछा कि ऐसा क्या है जो वह अधिक ना खायें, मैनें उसे कहा कि वह जो चाहे खा सकती हैं क्योंकि यह दोपहर का भोजन है और वह अगले दिन इसके लिए भरपाई करेंगी।

वह थोड़ी देर के लिए चुप हो गयी, जिसके बाद वह बोली, 'निशी यह अजीब है, मैंने इतनी उत्सुकता से इस दिन का इंतजार किया था लेकिन..... मुझे कुछ नहीं चाहिए। मुझे इतना अच्छा लगता है कि मैं यह सब बर्बाद नहीं करना चाहती।'

दूसरी कहानी 20 साल की माया की है जो कुछ समय पहले अमेरिका से आयी है। उसकी कार्यावधि उसकी कमर के लिए विनाशकारी साबित हुई। और उसने वापस पहले जैसे होने का फैसला किया। उसने पहले दो चरण बिना किसी परेशानी के पूरे किये और कुछ अतरिक्त किलो वज़न कम किया। जब उसका डिविएशन डे आया तो उसने अपने लिए एक चिकन बर्गर मंगवाया और फिर उसने उसे खाने के तुरंत बाद मुझे फ़ोन किया।

'मेरा पेट बहुत भर गया है और मुझे उल्टी जैसा महसूस हो रहा है। मैं फिर ऐसा कुछ खाना नहीं चाहती। प्लीज़।'

इन दोनों महिलाओं ने तीसरे चरण के स्नातकों की तरह बात की है। ये वह समय है जब आप अपने शरीर में अंतर देखते हैं और अपने आपको इस जगह लाने में लगे प्रयासों को समझते हैं। आपका वापस पहले जैसा होने का मन नहीं करेगा।

मेरा प्रोग्राम आपको उससे कम खाना देता है जितना आप अभी खा रहे हैं। आप ना भूखे रहेंगे और ना बेहोश होंगे। यह बस उससे कम होगा जितना आपको खाने की आदत है। आपके शरीर को दिन

में (एक्स) कैलोरी की आवश्यकता है। हालाँकि आप रोज़ (एक्स^2) कैलोरी ले रहे हैं और इसलिए आपका वज़न अधिक है। वो सारा अतिरिक्त वज़न कम करने के लिए आप वापस (एक्स) कैलोरी पर नहीं जा सकते। आपको उससे भी कम कैलोरी लेनी होगी। जब आप (एक्स) कैलोरी ग्रहण करेंगे सिर्फ़ तभी कैलोरी बर्न होने की प्रक्रिया आंरभ होगी। मेरी डाइट आपको माइनस (एक्स) कैलोरी देगी जिससे कैलोरी बर्न होने की प्रक्रिया तेज़ होगी, कैलोरी की कमी होगी और आप जितनी कैलोरी ले रहे हैं उससे ज़्यादा बर्न करेंगे और अंत में आप अपने आदर्श और स्वभाविक वज़न में आ जायेंगे। और वहाँ से आपको जो करना है, वो है इसे बरकरार रखना।

यह हर डाइटिशियन का जांचा और परखा नुस्खा है और मेरे अधिकतर क्लाइंट्स पर सफल हुआ है। एक और सिर्फ़ एक ही कारण की वजह से- परिणाम।

मेरे इतने सालों के अभ्यास के बाद मैंने पाया है कि सिर्फ़ परिणाम ही लोगों को वज़न कम करने के लिए प्रोत्साहित कर सकते हैं। और ये परिणाम क्या है? मेरे प्रोग्राम के पहले दो हफ़्तों में :

- आपका कुछ किलो वज़न कम होना शुरु हो जाएगा,
- आपकी त्वचा में चमक आ जायेगी,
- आपका पेट अंदर हो जाएगा,
- आपके बाल और अधिक चमकीले हो जाएंगे,
- आपकी चाल में फ़ुर्ती आ जाएगी,
- आपका आत्म विश्वास बढ़ जायेगा,
- आपके दिन की शुरुआत बेहतर होगी और आप ऊर्जावान महसूस करेंगे,
- आपके नाखून मज़बूत हो जायेंगे,
- आपका दिमाग़ शांत रहेगा और आप विवेकपूर्ण तरह से परेशानियों से निपट पायेंगे,

- आपका पेट बेहतर तरीक़े से साफ़ होगा और
- आपकी वो पुरानी स्किन टाइट जींस, जो आपको बहुत पसंद है, उसे जल्द ही वापस पहनने की संभावना बढ़ जायेगी।

मेरे प्रोग्राम सफल क्यों रहते हैं उसका कारण यह है कि मेरे क्लाइंट सिर्फ़ एक या दो हफ़्ते में ही परिणाम देख पाते हैं और यह एक बहुत गहरा प्रभाव डालता है। कुछ और आपको इतना प्रोत्साहित नहीं कर सकता जितना परिणाम करते हैं।

वज़न कम करने में 80 प्रतिशत अल्प आहार का और 20 प्रतिशत व्यायाम का योगदान होता है। इसलिए आहार महत्त्वपूर्ण है। खाने के प्रति सकारात्मकता सिर्फ़ परिणामों से ही आयेगी। इससे ज़्यादा ख़ुशी की कोई बात नहीं हो सकती कि जब आप सुबह अपना वज़न तौलें तो आपको यक़ीन करना मुश्किल हो कि आपने वो ख़तरनाक किलो कम कर लिये हैं।

और इसीलिए मेरी डाइट बिल्कुल उपयुक्त है। आप अब पूछ सकते हैं कि फिर बीना का वज़न क्यों कम नहीं हुआ? वह मेरे क्लिनिक

मधु त्रेहान (इंडिया टुडे की संस्थापक संपादक)

मेरी डाइट के बारे में

'निशी की डाइट असरदार है। वह आपको खाने से वंचित नहीं रखती इसलिए आप कभी भूखा महसूस नहीं करते। उसका ध्यान आपको अनुशासित करने पर केंद्रित है और आपको इसे जारी रखने के लिए जोश और जुनून की आवश्यकता है। यह स्वयं के बारे में एक शिक्षा है।'

पर दूसरे प्रोग्राम में क्यों भाग ले रही है? इसका जवाब है कि उसने अब तक यह नहीं समझा है कि खाने में क्या शामिल होता है और वह अब भी अपने आपको धोखा दे रही है।

मैं आपके सोचने के तरीक़े को बदलवाऊँगी। और इसके साथ आप यह सोचना शुरु करेंगे कि आपको वज़न की समस्या है और आपको अभी इस के बारे में कुछ करना है।

स्वयं के लिए नोट्स

- ✓ मैं पहले से कहीं ज़्यादा आलसी हो गयी हूँ, जिसमें टेक्नोलॉजी और पैसे की महत्त्वपूर्ण भूमिका है।
- ✓ मैं सिर्फ़ सुपरमार्केट तक जा रही हूँ और मुझे इसके लिए कार ले जाने की आवश्यकता नहीं है।
- ✓ मोटापा जानलेवा बीमारी है.....
- ✓ .....जिसका इलाज़ किया जा सकता है और इसे कम किया जा सकता है।
- ✓ मेरा वज़न बढ़ जाता है और कभी कम नहीं होता क्योंकि मुझे जितना खाना चाहिए मैं उससे ज़्यादा खा रही हूँ।

भोजन करना पुनः सीखें

इस अध्याय में, मैं आपको कुछ बुनियादी लेकिन महत्त्वपूर्ण चीज़ों के बारे में बताऊंगी- आप जिस तरह खाना खाते है वैसे क्यों खाते है, अधिक वज़न होने के मुद्दे को स्वीकारना, ना कहना सीखना, और भोजन करना पुनः सीखना। लेकिन शुरु करने से पहले, मैं चाहती हूँ कि आप इन प्रश्नों के उत्तर दें। अगर आप ईमानदारी से जवाब देंगे तो ये कुछ दिलचस्प और हैरान कर देने वाले परिणाम बतायेंगे।

इमोशनल अत्याचार क्विज़

1. क्या आप तब भी खाना खाते है जब आप वाकई भूखे नहीं होते ?

   अ. हाँ

   ब. नहीं

   स. कभी-कभी

2. मुश्किल समय में, क्या आप अस्वस्थ आदतों के आदि है (अस्वस्थ भोजन करना, कम सोना, शराब पीना, आदि) ?

   अ. हाँ

   ब. बहुत कम

   स. कभी नहीं

3. आपको स्वयं पर विश्वास है?

अ. बिल्कुल नहीं

ब. पूरी तरह

स. हाँ, लेकिन अति आत्म-विश्वास नहीं है।

4. क्या आप व्यायाम ना करने के बहाने ढूंढ़ते हैं?

अ. हाँ

ब. कभी नहीं

5. आप हफ़्ते में कितनी बार व्यायाम करते हैं?

अ. कभी नहीं

ब. दो बार

स. चार बार

6. अप्रिय परिस्थितियों में आपको ख़ुद को प्रेरित रखना मुश्किल होता है?

अ. हाँ

ब. नहीं

स. कभी कभी

7. क्या आप रोज़ सुबह नाश्ता करते हैं?

अ. हाँ

ब. नहीं

स. कभी-कभी

8. क्या आप सामान्य से ज़्यादा मात्रा में भोजन कर रहे हैं?

अ. हाँ

ब. नहीं

9. क्या आप अक्सर ज़रुरत से ज़्यादा खा लेते हैं और फिर बुरा महसूस करते हैं?

अ. हाँ

ब. नहीं

10. क्या आप अनिश्चित समय पर भोजन करते हैं?

अ. हाँ

ब. नहीं

स. कभी-कभी

अगर आपके अधिकतम **जवाब 'अ'** हैं तो आपको जाग जाना चाहिए और उन चेतावनी की घन्टियों को सुनना चाहिए क्योंकि आप इमोशनल ईटर हैं। और आपको इस बात का पता भी नहीं है।

सुधा 26 साल की है और एक प्रतिष्ठित विज्ञापन कंपनी में काम करती है और अपने काम से प्रेम करती है। वह बहुत ही मिलनसार है और ज़िंदगी के बारे में ज़्यादा फ़िक्र नहीं करती। एक बार जब उसकी रुममेट से लड़ाई हो गयी तो उसने किचन को अपना साथी बना लिया और एक के बाद एक व्यंजन बनाने लगी। वह अपने आपको खाने का शौकीन बताती है लेकिन वह वास्तव में है नहीं। सुधा कहती है कि मुझे खाना बनाना पसंद है, और इससे मुझे ख़ुशी मिलती है, और पूरे दिन के कठिन परिश्रम के बाद यह जानकर अच्छा लगता है कि मैं अपने दुख चिकन और मटन में भुला सकती हूँ।

जब मैंने सुधा को बताया कि वह एक इमोशनल ईटर है तो उसने मेरी बात पर भरोसा नहीं किया और कहा कि खाने के शौकीन व्यक्ति और भावनात्मक (इमोशनल) कारणों की वजह से खाने में बहुत फ़र्क है। वह, बेशक बिल्कुल ग़लत है क्योंकि उसने खाने की वजह से अपना वज़न 86 किलो तक बढ़ा लिया है।

हम सब ने कभी ना कभी चिप्स का पूरा पैकट खत्म किया है क्योंकि हम बोर हो रहे होते हैं या अपने दबाव को कम करने के लिए एक के बाद दूसरी चाज़ें खाते हैं। भावनात्मक होकर खाना वह है जब व्यक्ति भूख मिटाने के लिए खाने के बजाय अपनी भावनाओं का सामना करने के लिए या उससे निपटने के लिए खाना खाता है। यह एक चेन स्मोकर की तरह है जो दबाव को दूर रखने के लिए एक के बाद दूसरी सिगरेट पीता है। कभी-कभी ऐसा करना नुकसान न पहुँचाने वाला लग सकता है, लेकिन इमोशनल ईटिंग को अगर उसके शुरुआती दौर पर नहीं रोका गया तो यह बहुत गंभीर और मुश्किल हो सकती है।

बहुत से लोग भावुक होकर खाते हैं। उन्हें इस बात का अंदाज़ा भी नहीं होता कि एक दिन जब वह अपना वज़न तौलेंगे तो उन्हें पता चलेगा कि वह स्वस्थ चिन्ह से कितनी दूर आ गये हैं। अगर आपकी किसी से लड़ाई हो जाती है या आपसे कोई बुरी तरह से बात करता है तो आप तुरंत एक आइसक्रीम खा कर ख़ुश हो जाते हैं। और इसके लिए आपको कौन दोष देगा? भोजन सुख देने वाला है; यह रोज़ की उन चीज़ों में से एक है जो सीधे हमें अपने बचपन से जोड़ती हैं। हालांकि हममें से बहुत सारे लोगों का भोजन और भावनाओं के साथ कोई सम्बंध नहीं है। लेकिन हम भावनात्मक होकर क्यों खाते है यह समझने से लोगों को इस पैटर्न को बदलने में मदद मिलेगी।

ज़रुरी नहीं है कि इमोशनल ईटिंग नकारात्मक भावनाओं से उत्पन्न हो। वास्तव में हममें से कई इसलिए खाते हैं क्योंकि आज हम ख़ुश हैं या हमें बोनस मिला है। इमोशनल ईटिंग एक आज़माई हुई चीज़ है। ध्यान दें, कैसे एक माँ अपनी बेटी को स्कूल टेस्ट देकर आने के बाद आइसक्रीम देती है। अब बच्चा ईनाम को भोजन के साथ जोड़ेगा और मनोवैज्ञानिक तौर पर उपलब्धि पाने पर पुरस्कृत होने के भाव को आत्मसात करेगा। हमें अभिभावक के तौर पर इस

बात का ध्यान रखना चाहिए कि हम अपने बच्चों को ज़्यादा जंक फ़ूड पुरस्कार के रूप में ना दें। क्योंकि यह एक चक्र का रूप धारण कर लेता है जिसे आगे चलकर तोड़ना मुश्किल हो जाता है।

इमोशनल ईटिंग को कैसे संभालें?

अगली बार जब आप बाहर कुछ खाने जाएं तो ज़रा रूकें और सोचें कि क्या आपको वाकई भूख लग रही है। इस बात का पता लगायें कि कहीं कोई बात तो आपको परेशान नहीं कर रही।

- काम खत्म करने की सीमा-रेखा आप पर हावी तो नहीं हो रही ?
- क्या आप अपने बॉस की वजह से दबाव में तो नहीं है ?
- क्या आपका अपने किसी प्रिय, परिवार या सहकर्मी से झगड़ा हुआ है ?

अगर हाँ, तो आपको पहले उस समस्या को सुलझाना है क्योंकि यही आपकी झूठी भूख का कारण हो सकता है। अगर आप समझ नहीं पा रहे है कि कौन सी बात आपको परेशान कर रही है, तो अपना ध्यान हटाने के लिए कुछ करिये। अपनी माँ या मित्र को फ़ोन करिये और कुछ देर बातें करिये। अगर आपके पास कुत्ता है तो उसे बाहर घुमाने ले जाइये। कोई फ़िल्म देखिये, घर की सफ़ाई करिये! कुछ भी करिये जिससे आपका मन उस से हटे।

अधिकतर इमोशनल ईटर बिल्कुल व्यायाम नहीं करते और शायद यही कारण है कि वे शुरुआत में इतना खाते हैं। मैं यह बार-बार कहती हूँ, लेकिन अच्छे व्यायाम का कोई विकल्प नहीं है। यह आपकी कई समस्याओं का समाधान कर सकता है। अगर आप सच में कुछ खाना चाहते हैं तो अपने लिए चिप्स और कोक के बजाय कुछ स्वस्थ चुनें। कोई फल या खीरे वाली गेहूँ से बनी सैंडविच खायें।

सलाह

कभी भी अपनी रसोई या खाद्य भंडार के पास ना जायें यदि आप परेशान है, आपका किसी से झगड़ा हुआ है या अगर आप बहुत ख़ुश है। इस बात कि संभावना है कि आप बहुत सारा खा लेंगें और फिर आपको ऐसा करने पर बुरा महसूस होगा। इससे दूर रहें और ज़्यादा बेहतर है कि आप टहलने चले जायें। आपको शांत और पतला रखने कि लिए ताज़ा हवा से बेहतर कुछ नहीं है।

अधिक वज़न होने के मुद्दे को स्वीकारना

बिस्किट वाली महिला का विचित्र किस्सा

लीला, जिसकी उम्र 39 साल और वज़न 85 किलो है, मेरे पास एक चकित करने वाले किस्से को लेकर आई।

'निशी, मैं पूरे दिन कुछ नहीं खाती, फिर भी मेरा वज़न 85 किलो से कम नहीं होता! मैं क्या करुँ?'

लीला पूरे दिन में सात कप ब्लैक कॉफ़ी पीती है और रात के खाने में दो चपाती और एक कटोरी सब्ज़ी लेती है। मैं चकित रह गयी - वह पूरे दिन कॉफ़ी पीकर कैसे रह सकती है और थकान के कारण बेहोश भी नहीं होती, और फिर भी उसका वज़न अधिक क्यों है?

मैंने उससे कहा कि मैं उसका केस नहीं ले सकती क्योंकि यह मेरी समझ के बाहर है। एक हफ़्ते के बाद मेरे मन में एक बात आई और मैंने तुरंत उससे यह पूछने के लिए फ़ोन किया। क्या आप अपनी चाय के साथ कुछ और खाती हो?

हाँ, दो या तीन बिस्किट... उसने जवाब दिया

'कौन से बिस्किट? साफ़ साफ़ बताओ'

'कोई से भी....वो काजू वाले या वो कुरकुरे से'

यह रहा दोषी! एक बिस्किट में लगभग 60 से 200 कैलोरी होती है। अगर लीला हर कप कॉफ़ी के साथ दो बिस्किट खा रही है, और एक दिन में सात कप कॉफ़ी पी रही है तो वह अनजाने में बहुत सारी कैलोरी ले रही है।

लीला वह है जिन्हें मैं इंकार करते हुए खाने वाली कहती हूँ। और ऐसे बहुत सारे लोग होते हैं। जब लोग मुझे सोमवार की सुबह फ़ोन करते हैं और मेरे प्रोग्राम में आने के लिए अनुरोध करते हैं तो मैं समझ जाती हूँ कि वे इसे लेकर ईमानदार नहीं हैं क्योंकि उन्होंने सप्ताह के अंत में अपनी मन-मर्ज़ी का ख़ूब खाया है। सब खा पीकर आ गए। अगर वे इसके लिए गंभीर होते तो वे शुक्रवार की सुबह मेरे क्लीनिक पर होते।

वज़न कम करने का पहला कदम है इस बात को स्वीकारना कि आपको वज़न की समस्या है। **आखिरकार, आप वह होते हैं जो आप खाते हैं।** जब आप इस समस्या पर निशाना लगायेंगे तभी आप इस राक्षस से लड़ने के लिए कदम उठायेंगे। आपको इस बात को स्वीकारना होगा कि आप एक डिनायल (मना करने वाले) ईटर हैं। वरना आप इसी स्थिति में रहेंगे और जब एक दिन आप जागेंगे तो पायेंगे कि आपके हाथ आंटी जी जैसे हो गए हैं, पूरे दिन थका हुआ महसूस कर रहे हैं और फूल गए हैं। यह करने का सिर्फ़ एक ही तरीका है कि आप सबसे पहले इस बात को मानें कि आपको समस्या है। एक समस्या जो जानलेवा हो सकती है। एक समस्या जिसके साथ वक्त रहते आपको निपटना है।

यह मुश्किल है क्योंकि यह स्वीकार करना कि आपको कोई समस्या है हमेशा आसान नहीं होता। लेकिन मेरा यकीन मानें, यह एक महत्त्वपूर्ण कदम है - जो पूरी यात्रा आरंभ कर सकता है।

अपना वज़न रोज़ तौलना इस समस्या से निपटने का सबसे

अच्छा तरीका है। जब सुबह मेरे क्लाइंट क्लीनिक पर आते हैं तो वे सबसे पहले अपना वज़न तौलते हैं। ऐसा नहीं है कि वे यह करना चाहते हैं बल्कि मैं उन पर ऐसा करने के लिए दबाव डालती हूँ। वज़न तौलने की मशीनों के बारे में बहुत कुछ कहा गया है कि वह सही वज़न नहीं बताती। लेकिन मैं यकीन के साथ कह सकती हूँ कि यह सब ग़लत है। वज़न तौलने की मशीन हमेशा सही बताती है चाहे वो आपके पानी का भार हो जो आप कम कर रहे हैं। अपना वज़न तौलना पहला कदम है ये जानने के लिए कि आपकी स्थिति क्या है। यह आपको यह भी बताता है कि आपको कितना वज़न कम करना है- और आपने कितनी यात्रा तय कर ली है। वज़न ना तौलना सच का सामना करने से इंकार करने जैसा है।

अगर आपके पास वज़न तौलने की मशीन नहीं है तो आपको इसे ख़रीदने की आवश्यकता है। अच्छा होगा अगर आप डिजिटल मशीन ख़रीद लायें। और इसे अपना साथी बना लें क्योंकि इसे आपके सारे राज़ मालूम होंगे। लेकिन सबसे पहले आपको यह समझना होगा कि आपकी वज़न तौलने की मशीन आपसे क्या कहने की कोशिश कर रही है।

ना कहना सीखें

मैं हाल ही में अपनी एक सहेली की बेटी की जन्मदिन पार्टी में गई। केक कटने के बाद उसकी प्यारी सी 5 साल की बेटी केक का एक टुकड़ा लेकर मेरे पास आई। हालांकि मैं मीठा नहीं खाती, इसलिए मैंने उससे कहा, 'बेटा आज आपका जन्मदिन है, क्यों ना मैं आपको यह खिलाऊं?'

उस छोटी सी बच्ची ने मुझे अंगुली हिलाते हुए मना किया। 'निशी मुझे डायबिटिज़ है। मैं यह सब नहीं खाती।'

मैं उस पांच साल की बच्ची की उन चीज़ों से दूर रहने के समर्पण और अविचल क्षमता को देखकर आश्चर्यचकित रह गयी, जिन चीज़ों के लिए उसकी उम्र के बच्चे दीवाने होते हैं। मैं अपने क्लाइंट्स के बारे में सोचने लगी, जो वस्यक हैं और उनके लिए किसी चीज़ को ना कहना कितना मुश्किल होता है। और यहाँ यह बच्ची वाकई उन लोगों के लिए प्रेरणा है।

खासतौर पर अपने प्रिय लोगों को इंकार करना, लोगों के लिए एक बहुत मुश्किल काम है, ना कहना सीखना एक कला है। कई लोग इंकार करने पर बुरा मान जाते है। उन्हें लग सकता है कि आप कठोर, बेपरवाह, या स्वार्थी हैं। यह बात उनको दुख पहुंचा सकती है, परेशान कर सकती है, और एक अस्वीकार होने की भावना उत्पन्न कर सकती है।

ज़रा सोचिए, कि आप अपने किसी रिश्तेदार के यहाँ जाते हैं और जब वे आपको चाय पीने के लिए रोकते हैं तब आप इंकार करते हैं। यह एक बहुत ही मुश्किल समय है जहाँ आप कुछ नहीं कर सकते। आपको चाय पीने के लिए रुकना पड़ेगा और उससे भी ज़्यादा यह कि वे जो भी आपके सामने रखेंगे आप वो सब भी खायेंगे जो कि बहुत ज़्यादा है। लेकिन अगर आपको पतला होना है तो आपको ना कहना सीखना होगा। अगली बार जब आप उनके घर जायें और वे आपको रुकने को कहें तो आप उनसे कहिए कि आपका कोई अपॉइंटमेंट है और अगर आप उन्हें मना नहीं कर पा रहे हैं, तो रुकिए लेकिन एक वादा करिये कि आपके सामने जो भी नाश्ते का भंडार रखा गया है आप उसमें से थोड़ा ही खायेंगे।

हालांकि आपको हर बार ऐसा करके अशिष्ट नहीं बनना है। इसके लिए आप ना कर दें लेकिन साथ में कुछ अच्छा बोल दें। उदाहरण के लिए : *मुझे बुलाने कि लिए धन्यवाद। मैं ज़रूर आती अगर मैं काम में इतनी व्यस्त न हुई होती। वैसे आप मंगलवार को क्या कर रही हो?*

आपने देखा मैंने वहाँ क्या किया? मैंने इंकार किया, लेकिन निपुणता से। याद रखें कि आदर और नम्रता के साथ इंकार करें और ऐसा करने से कोई नाखुश नहीं होगा।

भोजन करना पुनः सीखें

मैंने कहीं एक बहुत ही दिलचस्प फ़ोटो देखी थी जिस में फ्रेंच लोगों का एक समूह खाने के सामने सर झुकाए खड़ा था जैसे प्रार्थना में खड़े होते हैं। हालांकि वे प्रार्थना नहीं कर रहे थे, वे खाने से आने वाली सुगंध ले रहे थे।

भोजन करना एक शिष्ट प्रक्रिया है। एक औपचारिक भोज को देखिये, इसमें उपयोग होने वाली कट्लरी आश्चर्यजनक रूप से प्रभावशाली होती है। उसमें एक मेन प्लेट होती है, क्वाटर प्लेट होती है, सूप की कटोरी, मिठाई के लिए कटोरी, सलाद की कटोरी, वाइन ग्लास, पानी के ग्लास और चम्मच, काँटे और छुरी की तो मैं बात ही नहीं कर रही। हालांकि हमने ये सब घर की खिड़की से बाहर फेंक दिया है। और फ़ास्ट फ़ूड यह सुनिश्चित कर रहा है कि यह प्यारी परंपरा समाप्त ही हो जाये। मैं फ़ास्ट फ़ूड को हैंड फ्री फ़ूड कहती हूँ। मेरा मतलब है कि क्या आप बर्गर या टेकअवे पीट्ज़ा के लिए काँटे या छुरी का इस्तेमाल करते हो?

और जब हम घर पर होते हैं तो कितने लोग एक साथ बैठकर, अगर एक साथ नहीं तो डाइनिंग टेबल पर बैठकर, खाना खाते हैं। बहुत सारे लोग सुस्ताते हुए सोफ़े पर, टी.वी. देखते हुए या कंप्यूटर पर फ़ेसबुक करते हुए खाना खाते हैं। भोजन पूरी तरह से कहीं छिप गया है। कोई उसकी तरफ़ ध्यान ही नहीं दे रहा है– उसका स्वाद, उसका रंग, उसका गाढ़ापन, उसका रूप। शायद हम विचारमग्न होकर सिर्फ़ खाना चबाते हैं।

हम डाइट पर जायें उससे पहले आपको कुछ चीज़ों को सुधारना होगा। यह जीवनशैली को परिवर्तित करने वाले बदलाव हैं और सच में, जब मैं यह करती हूँ तो इसका मतलब है कि यह बहुत प्रभाव डालते हैं।

. टेबल पर बैठें

यह वो पहली चीज़ है जो मैं चाहती हूँ कि आप बदलें। मैं चाहती हूँ कि आप बैठकर और समय निकाल कर खाना खायें। आप इतने व्यस्त तो नहीं हो सकते कि आपको हर बार जल्दबाजी में ही भोजन करना हो। आपको टेबल पर बैठकर भोजन करना चाहिए। कोई सुस्ताना नहीं, झुकना नहीं और लेटना नहीं। हमारे भोजन को हमारे पेट तक जाना होता है और यह सुनिश्चित करने के लिए कि यह ठीक से जाये, आपको सीधे बैठना होगा।

. भोजन करते समय कोई और काम ना करें

सच्चाई यह है कि ज़्यादातर अधिक वज़न वाले लोग भोजन करते समय अन्य करते हैं या बैठते नहीं हैं। भोजन करते हुए बहुकार्य करना एक सबसे बुरी चीज़ है जो आप अपने साथ कर सकते हैं, क्योंकि आपके मुंह में क्या जा रहा है इस पर आपका ध्यान ही नहीं है। आप क्या खा रहे हो यह महत्त्वपूर्ण है और आपको इस पर उचित ध्यान देना चाहिए ताकि भोजन आपके शरीर में जाकर अपना काम अच्छे से कर सके और अपना जादू चला सके।

ध्यान दें कि कैसे सब लोग जब फ़िल्म देख रहे होते है तो पॉप कार्न खाते हैं और डाइट कोक पीते हैं। पहली बात अगर आप फ़िल्म देख रहे है, तो सिर्फ़ फ़िल्म ही देखें। यह संभव नहीं है कि आप ढाई घंटे बिना कुछ खाये रह नहीं सकते। और इसी तरह जब आप भोजन कर रहे हैं तब फ़िल्म ना देखें, अपने बच्चों का होमवर्क कराने में मदद ना करें, और ईमेल के जवाब ना दें। दिन में कम से कम एक बार तो अपने परिवार के साथ शांति और आराम से

भोजन करें। और ये डाइट कोक का क्या मतलब है ? जैसे कि कोक बहुत गुणकारी या स्वास्थ्य के लिए हितकर होता है!

. अपने भोजन पर ध्यान दें

आप क्या खा रहे हैं ये देखने के लिए समय निकालें। उसके रंग को देखें, उसके गाढ़ेपन व बनावट को महसूस करें, उसके अलग जायकों का स्वाद लें। तभी खाना एक सम्पूर्ण और स्वास्थ्यकर अनुभव हो पाएगा। जब आप आराम से खायेंगे तो इसका मतलब यह भी है कि आप धीरे और कम खायेंगे।

. हर निवाले को चबाएं

जो लोग धीरे खाते हैं उन्हें अतिरिक्त वज़न बढ़ने का खतरा कम होता है। मुंह भर कर भोजन ना करें। आप का पेट भर गया है यह संदेश पेट को मस्तिष्क तक भेजने में 20 मिनट लगते हैं। अगर आप धीरे खायेंगे तो आप इस समय को निकाल लेगें और ज़्यादा भोजन नहीं करेंगे। जितने समय में धीरे खाने वाला व्यक्ति एक चम्मच खाता है, जल्दी खाने वाला व्यक्ति तीन चम्मच खा चुका होता है। कई लोग जल्दी में खाते है अतः ज़्यादा खा जाते हैं। इससे उनका पेट बहुत भर जाता है और वे आलस महसूस करते हैं। एक पुरानी कहावत है कि जितनी भूख हो उससे कम खाना चाहिए और इस बात में बहुत ज्ञान छिपा है।

अगर आप ये सही ढंग से खाने के छोटे लेकिन महत्त्वपूर्ण परिवर्तन जीवनशैली में कर सकते हैं तो आपने वज़न कम करने की आधी जंग तो जीत ही ली है। ये छोटे लग सकते है लेकिन ये ऐसे परिवर्तन हैं जो स्वस्थ खाने की आदतों को सुनिश्चित कर सकते है। ये खासतौर पर आज के दौर में ज़्यादा उपयुक्त हैं क्योंकि आज हर चीज़ उपभोक्ता संचालित और जल्दी सेवाएं पहुंचाने के बारे में है।

इन्हें अपना नियम बना लें और इनका पालन करें, और आने वाले वक्त में ये आपको लाभ पहुंचायेंगे।

स्वयं के लिए नोट्स

- ✓ मुझे खाने से प्यार है, लेकिन मुझे भोजन से इतना प्यार थोड़ा कम करना होगा क्योंकि यह मेरे लिए बहुत लाभकारी नहीं है।
- ✓ हैलो, टेबल, मेरी नयी दोस्त
- ✓ वाह, मुझे मालूम ही नहीं था कि कितने अलग स्वाद होते हैं। यह जानने के लिए मुझे सिर्फ़ अपने भोजन पर ध्यान केंद्रित करना था।
- ✓ धीमे भोजन करना वाकई काम करता है। मैं पहले जितना भोजन करती थी अब उससे कम करना शुरु कर दिया है।
- ✓ मुझे मेरे ईमेल चेक करने हैं और रात का खाना तैयार है। मैं कौन सा काम करूँ क्योंकि मैं एक बार में एक ही काम कर सकती हूँ।
- ✓ चम-चम करती क्ट्लरी!

तीन महत्त्वपूर्ण 'सी'

जब मैं पहली बार रीना से मिली, वह 26 साल की, 95 किलो वज़न वाली, संकोची और आशाहीन थी। वह दिल्ली में अकेली रहती थी और लोगों से ज़्यादा मिला नहीं करती थी। रीना को दोस्ती करने से डर लगता था क्योंकि उसे लगता था कि उसके अधिक वज़न के कारण वह उपहास का पात्र बनेगी। एक दिन वह मेरे क्लीनिक आयी। मैंने उसकी काउंसलिंग की और उसने 6 महीने के प्रोग्राम में प्रवेश ले लिया। वह पहले प्रोग्राम के बाद अपनी प्रगति देखकर इतनी ख़ुश हुई कि वह दूसरे सेशन के लिए वापस आयी।

डेढ़ साल बाद, वह एक ड्रेस के बारे में बात कर रही थी जो उसने अपने ऑफ़िस के कार्यक्रम के लिए ख़रीदी थी जब उसका वज़न 55 किलो था। उसकी त्वचा की चमक और इस बदलाव के बाद उसमें आये आत्मविश्वास को देखकर मैं मुस्कुराई। उसमें कितना परिवर्तन आ गया है।

तो बात यह है कि यह आपमें भी आ सकता है।

अगर आप सच में वास्तविक परिवर्तन देखना चाहते हैं तो सिर्फ़ इसके बारे में पढ़कर काम नहीं चलेगा। परिवर्तन देखने के लिए आपको परिवर्तित होना पड़ेगा। और इससे भी ज़्यादा महत्त्वपूर्ण यह है कि आप इसे तब नहीं कर सकते जब यह आपके लिए सुविधाजनक हो। आपको इसके लिए अनुशासित होना पड़ेगा। आपको यह स्वीकारना होगा कि आपका वज़न एक समस्या है जो आपने ख़ुद अपने लिए बनाई है। आपको इसके लिए समय निकालना होगा,

और आपको वज़न कम करने के लिए कड़ा परिश्रम करना होगा। जितनी जल्दी आप समस्या का सामना करेंगे उतना बेहतर होगा।

मुझे यह कहते हुए कोई शर्म महसूस नहीं हो रही कि मुझसे ज़्यादा सख़्त टास्कमास्टर (काम कराने वाला) आपको नहीं मिलेगा। मेरी सफलता की दर इतनी अधिक होने का यह भी एक कारण है। अपने क्लाइंट की डाइट के पहले हफ़्ते ही मैं उन्हें उनकी फ़ूड डायरी के साथ मिलने के लिए ज़ोर देती हूँ (मैं इसके बारे में विस्तार से बाद में बात करुंगी)। जब वे संयोगवश मेरे क्लीनिक पर मुझे मिल जाते हैं तो ख़ुश होकर कहते है 'निशी, मेरा अभी से ही 5 किलो वज़न कम हो गया! क्या तुम इससे ख़ुश नहीं हो?' ऐसा लगता है कि वे चाहते है कि मुझे यह सुनकर ख़ुश होना चाहिए। मैं उन्हें बताती हूँ कि इससे उन्हें ख़ुश होना चाहिए, मुझे नहीं।

सफलता के लिए (किसी भी क्षेत्र में) अनुशासन की आवश्यकता होती है। कड़ी मेहनत, परिश्रम और धैर्य हमें वहाँ तक पहुंचाता है। जादू नहीं। हालांकि इसका यह मतलब नहीं है कि यहाँ ग़लती की कोई गुंजाइश नहीं है। ग़लती हर किसी से होती है, हम पीछे रह जाते हैं, वादे टूट जाते हैं, डेडलाइन मिस हो जाती है। आखिरकार हम केवल मनुष्य ही तो हैं। लेकिन सबसे महत्त्वपूर्ण है कि हम फिर से उठें, अपने आपको तैयार करें और अपनी यात्रा आगे बढ़ायें।

और दूसरा कारण है कि डाइट साधारण गणित पर आधारित है। और सब जानते है कि हम गणित को धोखा नहीं दे सकते, और अगर आप उन चालाक लोगों में से हैं जिन्हें लगता है कि वह नंबर बदल सकते हैं तो मैं आपको पकड़ने के लिए तैयार हूँ। लेकिन बात-चीत बहुत हो गयी। आओ हम मेरे प्रोग्राम के बुनियादी सिद्धांत पर चलते हैं। तीन मुख्य सिद्धांत जिन्हें आपको अपने जीवन में लागू करने का प्रयास करना चाहिए, वे हैः

1. माइंड कंट्रोल (मस्तिष्क पर नियंत्रण)
2. टाइम कंट्रोल (समय पर नियंत्रण)
3. पोर्शन/क्वांटिटी कंट्रोल (मात्रा पर नियंत्रण)

. माइंड कंट्रोल (मस्तिष्क पर नियंत्रण)
डार्लिंग यह सब तुम्हारे मस्तिष्क में है।

'मुझे पतला कर दो!' यह प्रिया सिंह की याचिका थी जब वह पहली बार मेरे पास आयी। 22 साल, 5 फ़ीट 7 इंच की प्रिया का वज़न 85 किलो था। वह एंपोरियो मॉल में काम करती थी और आने जाने वाले सुंदर लोगो को देखकर उसे अपने लिए बहुत बुरा लगता था। उसने प्रोग्राम में स्पष्ट इरादे के साथ प्रवेश लिया कि उसे किसी भी तरह वज़न कम करना है। लेकिन मैंने उसे सावधान किया कि वह प्रोग्राम के दौरान कोई धोखा नहीं दे सकती- ना कुछ छिपाकर खाना है और ना छिपाकर ख़ुद को भूखा रखना है।

उसने प्रोग्राम का अनुसरण किया और पहले तीन महिनों में 12 किलो वज़न कम कर लिया। वह अपने परिवर्तन से इतनी ख़ुश हुई कि उसने दूसरे प्रोग्राम में भी भाग ले लिया। इस बार उसने 12 किलो और वज़न कम कर लिया। फिर अचानक उसका ट्रांसफर जयपुर हो गया और उसे प्रोग्राम छोड़ना पड़ा। मुझे हमेशा दुख होता है जब मेरे परिश्रमी क्लाइंट छोड़कर जाते हैं। इससे मैं सोचने पर मजबूर हो जाती हूँ कि वह इसे जारी रखेंगे या वापस अपने पुराने तरीकों पर लौट जायेंगे।

कुछ महीनों के बाद प्रिया ने मुझे फ़ोन किया। उसकी आवाज़ उत्सुकता से भरी हुई थी और उसने मुझसे कहा- 'निशी मैंने कर दिखाया, मेरा वज़न अब 50 किलो हो गया है! वह अब मेरे प्रोग्राम पर भी नहीं है। मैं उसके समर्पण को देखकर चकरा गयी। इसलिए

मैंने उससे पूछा कि उसने यह कैसे किया। 'डार्लिंग' ये सब हमारे मस्तिष्क में है। कितना आसान है ना। मैंने बस तुम्हारे सिद्धांतों का पालन किया और उन पर डटी रही।'

क्या बात है।

वह इतनी अनुशासित थी और उसका ध्यान अपने लक्ष्य पर था। उसने बिना मेरी मदद के उसे हासिल किया। यह एक उपयुक्त उदाहरण है एक ऐसे व्यक्ति का जिसका अपने मस्तिष्क पर नियंत्रण है। यह एक कहानी है जो मुझे आश्चर्यचकित कर देती है और मैं इसका उपयोग अपने क्लाइंट्स के लिए उदहारण के रूप में करती हूँ, जिसकी चिंता मुझे करनी पड़ती है और लगातार पीछा करना पड़ता है। इन लोगों को यह बात समझ नहीं आती। जब तक मैं इनका पीछा करती हूँ और डाँटती हूँ तब तक इनका वज़न कम होता है। लेकिन जैसे ही मैं ख़ुद को इस प्रक्रिया से हटाती हूँ वे अपने बादाम के पैकट पर वापस चले जाते हैं। इस कहानी का एक दूसरा पहलू भी है। हर प्रिया के साथ एक रोमा भी होती है। रोमा एक गृहणी है जिसके काम हैं अपनी नौकरानियों और बावर्ची को डाँटना, शाम को अपने दोस्तों के साथ ताश खेलना और सबसे ज़रूरी 'कौन क्या कर रहा है' कि गपशप करना और देर शाम को सेलेक्ट सिटी में घूमना। उसने अपने अलग कारणों की वजह से मेरा प्रोग्राम जॉइन किया।

'निशी मैं अपनी जांघों और कूल्हे का वज़न कम करना चाहती हूँ। राधिका (उसकी बेटी) कहती है कि उसकी सारी सहेलियों की मम्मी टाइट लेगिंग पहनती हैं। ज़ाहिर तौर पर वे सब बहुत फ़ैशनेबल है। मैं ज़ारा गयी थी, इस बार उनका कलेक्शन इतना अच्छा है, कल शाम मैंने एक जोड़ी कपड़े पहनकर देखे। लेकिन वह मुझे फ़िट नहीं आये! कुछ करो ना यार।'

रोमा का ध्यान वज़न कम करने पर नहीं है (दुख कि बात है कि यह शायद कभी होगा भी नहीं); उसको अपने आस पास के

लोगों से, या फिर कह सकते है कि राधिका की सहेलियों की मम्मियों से अच्छा दिखने की चिंता है।

जहाँ चाह होती है....

अधिक मात्रा में अपना वज़न कम करने के लिए पहला कदम है कि **आप भोजन के प्रति अपना नज़रिया बदलें।**

जब मैं कहती हूँ यह हो सकता है तो मेरा यकीन कीजिये, यह आपके भोजन के प्रति नज़रिये को बदलने से संबन्धित है। आपको, सामान्य से क्या अभिप्राय है यह पुनः समझना होगा, पुनः समझना होगा कि आपका शरीर क्या चाहता है, भोजन को पुनः समझना होगा और सबसे महत्त्वपूर्ण है अपने विचारों को बदलना होगा। तर्क बहुत ही आसान है लेकिन इसके लिए प्रयास की आवश्यकता है और मैं बार-बार कहती हूँ कि अनुशासित लाना होगा। परिणामों को प्राप्त करने के लिए आपको अपने वर्तमान भोजन करने के तरीकों को बदलना होगा। आपको प्रोत्साहित करने के लिए और अनुशासित और स्वस्थ बनने के मार्ग पर आगे ले जाने के लिए परिणामों से बेहतर कुछ नहीं हो सकता।

मैं आपको अपने नियम बता सकती हूँ लेकिन वह केवल आप हैं जिन्हें उनका पालन करना है। 3 महीनों तक लौकी और रोटी खाना और फिर ज़्यादा खाने पर लौट जाना बकवास है। यह पागलपन है और निश्चित ही असफल रहेगा और आपके शरीर को लाभ से ज़्यादा हानि पहुंचायेगा। आपको जिस पर ध्यान केंद्रित करने की आवश्यकता है, वह है जीवन शैली में परिवर्तन। अपने मस्तिष्क पर नियंत्रण किये बिना कोई कुछ ख़ास नहीं कर सकता। मेरा मतलब है कि आप सिर्फ़ घोड़े को तालाब तक ही तो ला सकते हो।

आपने यह कई बार सुना होगा कि जहाँ चाह होती है वहाँ राह होती है। यह निश्चित है कि हर परिवर्तन मस्तिष्क से होता है। मैं

आपको हतोत्साहित नहीं करना चाहती लेकिन आप इसके बारे में सोचें। आप प्रतिदिन काम क्यों करते है? आप छुट्टियों पर क्यों जाते है? आप कुछ भी क्यों करते है?

इन प्रशनों का उत्तर है, क्योंकि आप पैसा कमाना चाहते हैं/ आप जो करते हैं आपको पंसद है/आपको समुद्र पसंद है आदि आदि।

तो अब इस प्रश्न का उत्तर दिजिए: **आप वज़न कम क्यों करना चाहते है?**

मुझे अपने क्लाइंट्स से मिलने वाला सबसे सामान्य जबाव है, **क्योंकि मैं अच्छा दिखना चाहता/चाहती हूँ।** अपने बारे में अच्छा और अधिक आत्मविश्वास महसूस करना चाहती हूँ। आप यह किताब पढ़ रहे हैं क्योंकि आप स्वयं को बदलना चाहते हैं और आप ख़ुद से प्रेम करते हैं। क्योंकि आप अपने शरीर को मुझसे बेहतर ढंग से जानते हैं और आप इस चक्र को तोड़ना चाहते हैं।

आजकल आपका भोजन आपको नियंत्रित करता है, जैसे कि पाइड पाइपर आपको आपके आदर्श रूप से निकाल कर एक अंधेरी और असहज जगह ले जाता है, जहाँ आपको गंभीर स्वास्थ्य समस्याएं हो सकती हैं।

आपको अपने आरामदायक भोजन करने के तरीकों से बाहर आना है और गंभीरता से ज़्यादा भोजन करने के बारे में सोचना है, आपके पूरे स्वास्थ्य पर होने वाले प्रभावों के बारे में सोचना है। अपने आपको मानसिक रूप से कम भोजन करने के लिए तैयार करना पहला कदम है। आपको भूख लगेगी लेकिन मैं आपको 20 मिनट का भोजन करने का नियम बताऊँगी। छुप के वार करने से बेहतर है कि युद्धभूमि में पूरी तैयारी के साथ जायें।

अपने मन पर नियंत्रण रखें और समझें कि आधा काम हो गया। मेरा मतलब है सच में जीवनभर सुंदर शरीर के सामने भोजन करने के सुख का क्या मोल है?

21 दिन

यह आपका साहस बढ़ाने के लिए है। शोधों के अनुसार किसी भी आदत को बनने में 21 दिन लगते हैं। जिसका मतलब है कि आदत छोड़ने में भी 21 दिन लगेंगे। तो अगर आप चॉकलेट के शौकीन हैं या आपको लगता है कि आप सोडा पिये बिना नहीं रह सकते और इन आदतों को छोड़ना चाहते हैं लेकिन छोड़ नहीं सकते तो अब ख़ुश हो जाए। आपको सिर्फ़ अपने आपसे 21 दिन तक इन से दूर रहने का वादा करना है और इस संकल्प को निभाना है जिसके बाद जो बुरा भाग है वह समाप्त हो जायेगा।

⊠. टाइम कंट्रोल (समय पर नियंत्रण)

एक समय हुआ करता था जब हमारे दादा दादी सुबह 5 बजे उठ जाते थे और रात के 8 बजे सो जाया करते थे। वे सबसे ज़्यादा अनुशासित जीवन के महत्त्व को समझते थे। हम दुर्भाग्यवश वह सब भूल गये हैं और यह कई स्वास्थ्य समस्याओं का कारण है। हमारा टाइमटेबल बिल्कुल उल्टा हो गया है। हम सुबह का नाश्ता नहीं करते, दोपहर के भोजन में जंक फ़ूड खाते हैं, और फिर रात का खाना राजा की तरह करते हैं। रात का भोजन करने का समय हमारे लिए आराम का समय हो गया है, हम थकान दूर करते हैं, बात-चीत करते हैं, टीवी देखते हैं। और इसे ज़्यादा बुरा करने के लिए हम टहलने जाते हैं और आइसक्रीम वाले के पास रूक कर आइसक्रीम खाते हैं। मेरे पास वज़न कम करने आने वाली महिलाओं में उनकी संख्या बढ़ रही है जिन्हें हार्मोनल समस्या, जैसे थाइरॉइड, और पी सी ओ एस है। इसका संबंध सीधे जीवनशैली से है। यह दुखद है लेकिन हम अपने पूर्वजों के साधारण और अल्पव्ययी जीवन से इतना दूर आ गये हैं कि हमारे पास इन जीवनशैली रोगों से निपटने के अलावा और कोई रास्ता नहीं है।

मैं किसी भी चीज़ से ज़्यादा समय की कद्र करती हूँ। मैं देर से बहुत ही कम पहुंचती हूँ और मैं उनसे नफ़रत करती हूँ जो देर से आते हैं। समय पैसा है। समय कम है। लेकिन सबसे महत्त्वपूर्ण, इस स्थिति में समय आपका वज़न कम कर सकता है।

कैसे?

यह रहा जबाव। **सही समय पर भोजन करने से आपकी 90 प्रतिशत वज़न संबंधी समस्याओं का समाधान हो सकता है।** लेकिन हमारे व्यस्त जीवन में हम कब खा रहे हैं से हमारा ध्यान हम क्या खा रहे हैं पर चला गया है। और इसलिए हमारी अधिकतम भोजन से संबंधित समस्याएं बढ़ गयी हैं। मुझे ग़लत ना समझें। आप 'क्या खाते हैं' यह ज़रूरी है लेकिन वज़न कम करने के लिए 'कब खाते हैं' यह भी ज़रूरी है। इस समय की पहेली को सुलझायें और आप अपने शरीर के स्वामी बन सकते हो। देखें कैसे।

शरीर की घड़ी

- हफ़्ते में कितने दिन आप एक ही समय पर उठते हैं?
- क्या जैसे ही सूर्य की पहली किरण आपके कमरे में पड़ती है, आप जाग जाते हैं?
- जब आप उठते हैं तो ताज़ा और बाहर जाने के लिए उत्सुक महसूस करते हैं?

अगर उपर्युक्त प्रश्नों के उत्तर कभी नहीं, नहीं और फिर से नहीं हैं, तो आपको एक सख्त अनुशासन की आवश्यकता है। शरीर की घड़ी हमारे शरीर को नियंत्रित करने वाली सबसे महत्त्वपूर्ण प्रणालियों में से एक है। अगर यह गड़बड़ हो जाती है तो हमारा शरीर उलझन में पड़ जाता है और ग़लत तरह से काम करने लगता है। अगर आपको बिना अलार्म घड़ी के उठने की आदत है तो आपके शरीर की घड़ी ठीक काम कर रही है।

रोशनी और अंधेरा, दिन और रात, हमारे शरीर को उससे कहीं ज़्यादा नियंत्रित करते हैं जितना आप समझते हैं। **सिरकाडियन प्रणाली एक व्यक्ति की आंतरिक जैविक घड़ी है जो लगभग 24 घंटे की अवधि के लिए जैविक प्रक्रियाओं को नियंत्रित करती है।** सोना, जागना, तापमान को नियंत्रित रखना, पाचन क्रियाएं, और ऐंडोक्राइन सिस्टम हमारे शरीर की सबसे महत्त्वपूर्ण सिरकाडियन क्रियाएं हैं। मनुष्य के सोने और जागने का चक्र रोशनी और तापमान पर निर्भर करता है। **दूसरे शब्दों में कहें तो सूर्य आपके शरीर की अलार्म घड़ी है।** और आपके शरीर की घड़ी का आपकी पाचन क्रिया और मेटाबॉलिक दर से सीधा संबंध है। ये साथ-साथ चलते हैं।

बहुत तार्किक रूप से इसका मतलब यह है कि हमें सूर्य के उगने के साथ उठना चाहिए और सूर्य अस्त होने पर सोना चाहिए। और इसी तरह हमें सूर्य की यात्रा के अनुसार भोजन करना चाहिए। इसका मतलब है कि सुबह उचित समय पर उठना चाहिए- दोपहर के खाने से कम से कम 3 घंटे पहले। सूर्योदय से दोपहर तक, आपका मेटाबॉलिक दर उच्चतम होता है, तो इस समय आप जो भी खायेंगे जल्द ही बर्न हो जायेगा। जैसे ही शाम होती है आपका मेटाबॉलिक दर धीमा हो जाता है, और आप भी इस दौरान अपने भोजन के साथ धीमे हो जाएं क्योंकि इस दौरान कैलोरी बर्न होने में समय लगता है।

दुर्भाग्यवश अधिकतम लोग इसके विपरीत करते हैं। अगर आप सुबह का नाश्ता नहीं करते हैं और रात को 10 बजे स्वस्थ भोजन करते हैं तो इसका आपके शरीर पर कोई लाभ नहीं होगा। कुछ फ़ायदा ही नहीं। क्योंकि आप अपने शरीर के सही टाइमटेबल का अनुसरण ही नहीं कर रहे हो। आपकी आदर्श बॉडी-क्लॉक और पाचन तंत्र इस प्रकार होना चाहिएः

सूर्य के अनुसार खाएं

- **सुबह के 5 – 6 बजेः** सूर्य के उगने के साथ आपका शरीर भी

उठ जाता है। वह जागता है और आंतरिक अंगो को पूरे दिन के लिए तैयार करता है।

- **सुबह के 8 – 8:30 बजेः** यह वह समय है जब आपका शरीर सबसे ज़्यादा कैलोरी बर्न करता है (मतलब आपका मेटाबॉलिक दर तेज़ी से काम करता है) और आपको इसे पोषत करने की आवश्यकता होती है। और यह समय एक अच्छा भोजन करने का है। यह वह भोजन है जिससे आपको दोपहर तक काम करने के लिए पर्याप्त ऊर्जा मिलनी चाहिए, इसलिए बहुत सारे अच्छे कार्बोहाईड्रेट की आवश्यकता है। **सुबह का नाश्ता सबसे महत्त्वपूर्ण भोजन है क्योंकि यह पूरे दिन के लिए आपके शरीर और मन की दशा को तय करता है।** लेकिन दुर्भाग्यवश यह सबसे उपेक्षित भोजन है क्योंकि हमें ऑफ़िस के लिए देरी हो रही होती है, बच्चों को स्कूल भेजना होता है, या हम आलस कर रहे होते हैं और सो रहे होते हैं।

आप जो भी करें, इस समय ख़ुद को भूखा ना रखें। आपके आखिरी भोजन के बाद के व्रत को खोलें और इस समय खाएं। वरना आपका शरीर सर्वाइवल मोड में चला जाएगा और सोचेगा कि उसे ऊर्जा से वंचित किया जा रहा है जिससे वह अपने वसा के भंडार का संचय करेगा। यह जीवित रहने के लिए एक बुनियादी प्रतिक्रिया है। जैसे पेट्रोल आपकी कार के लिए ईंधन है वैसे ही खाना आपके शरीर के लिए ईंधन है। अगर आप उसे उसके ईंधन से वंचित रखेंगे, खासतौर पर सुबह के नाश्ते से, तो आप कमज़ोरी, आलस और जल्दी थकान महसूस करेंगे। अर्थशास्त्र का सरल और बुनियादी सिद्धांत याद रखें – कमी भंडार में परिणित होती है जिसका मतलब है अगर बाज़ार में किसी वस्तु की कमी है तो उसका अपरिहार्य परिणाम उसका संचय करना होगा। आप ख़ुद एक सर्वेक्षण करें। आप पायेंगे कि सबसे ज़्यादा वज़न वाले लोग इस खाने

को नहीं खाते। अगर आप इसके बारे में सोचें तो यह भोजन करना सबसे आसान है क्योंकि आप इसे स्कूल, कॉलेज या काम पर जाने से पहले घर पर खा सकते हैं। आपको बस थोड़ी सी प्लानिंग की ज़रूरत है।

- **दोपहर 12:30 बजे:** इस समय सूर्य अपने पूरे तेज पर होता है और शरीर का मेटाबॉलिक दर भी। इस समय उसे सबसे ज़्यादा ऊर्जा की आवश्यकता होती है क्योंकि इस समय तक आपके शरीर ने अधिकतम कार्य कर लिये होते हैं और वह थका हुआ होता है। यह वह भोजन है जो आपका शरीर *मांगता* है। यह वह समय भी है जब आप का शरीर सबसे ज़्यादा कैलोरी बर्न करता है। आपको ऊर्जा देने वाले खाने की आवश्यकता है, फिर से कार्बोहाईड्रेट (जो आपका शरीर जल्दी बर्न करेगा), और वह खाना भी जिसमें ज़्यादा फ़ाइबर हो। चपातियाँ उच्च रेशेदार भोजन का सबसे अच्छा उदाहरण हैं।

- **6–7 बजे:** सूर्य अस्त होता है, आपका मेटाबॉलिक दर धीमा हो जाता है और आपका शरीर बर्निंग प्रक्रिया को बंद करने लगता है। दिन के इस समय के दौरान शरीर के जूस अवशोषण और आत्मसात करने की प्रक्रिया शुरु कर देते हैं और अगले दिन की उन्मूलन की प्रक्रिया के लिए शरीर को तैयार करते हैं। आपका शरीर सूर्यास्त के बाद भोजन स्वीकार नहीं करता क्योंकि वह अपने कार्य बंद कर रहा होता है। आप इस समय जो भी खायेंगे वह एक भारी पत्थर की तरह आपके पेट में जाएगा और विषैला बन जायेगा। तो अब सूर्यास्त के बाद भोजन करने की आदत को छोड़ना होगा।

रात का भोजन गरीबों की तरह करना चाहिए- कम कैलोरी, कम कार्बोहाइड्रेट, कम भाजन की मात्रा। लेकिन इसके बारे में अधिक बाद में बताऊँगी।

भोजन के समय का पिरामिड

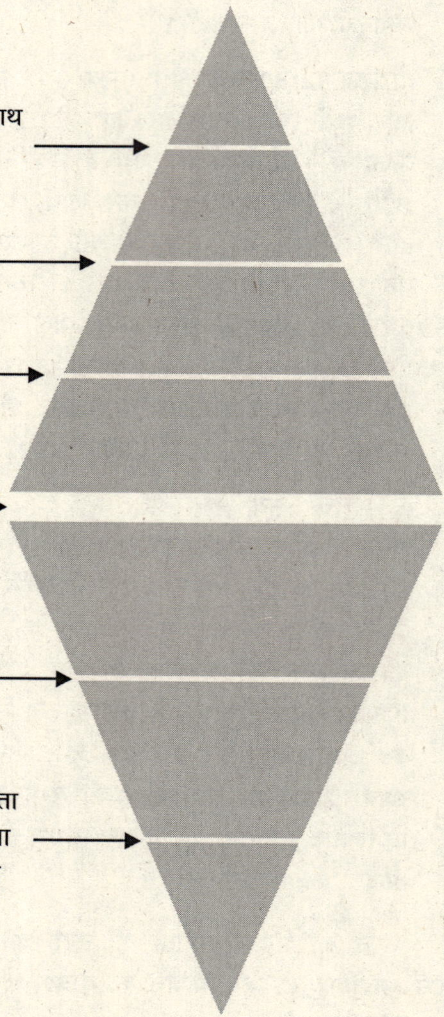

सुबह 5-6ः सूर्योदय के साथ आपका शरीर जागता है।

सुबह 8-8:30ः सुबह का नाश्ता

सुबह 11-11:30ः स्नैक्स

दोपहर 12-12:30ः सूर्य अपने पूरे तेज़ पर होता है और शरीर को अधिकतम ऊर्जा की आवश्यकता होती है। दोपहर का खाना

शाम 4-5ः स्नैक्स

शाम 6-7ः सूर्य डूबने लगता है और आपका शरीर धीमा कार्य करने लगता है। रात का भोजन

हमें भोजन कब करना चाहिए, यह पिरामिड उसका आदर्श समय दिखाता है।

आप अपने शरीर को ऐसे रख सकते हैं और मानव शरीर एक हफ़्ते से ज़्यादा का समय नहीं लेता (अपने आपको पुनः व्यवस्थित करने में) और यह सुखद अनुभव आपके कार्य को जारी रखने के लिए आपको प्रोत्साहित करेगा।

. पोर्शन कंट्रोल (मात्रा पर नियंत्रण)

इसका दूसरे शब्दों में अर्थ है **बुद्धिमानी से भोजन करना**। मात्रा पर नियंत्रण करने का मतलब है यह जानना कि आपको कितनी मात्रा में तृप्ति होती है और आपको कितनी ऊर्जा की आवश्यकता है। और यह लंबे समय में वज़न नियंत्रित करने की कुंजी है। संयम यहाँ पर एक महत्त्वपूर्ण शब्द है। अगर आप धीमे भोजन करेंगे तो आपका वज़न कभी बढ़ेगा ही नहीं।

इस समय आपका भोजन आपकी भूख के अनुसार है। जितनी ज़्यादा मात्रा में आप भोजन करेंगे उतना आपका पेट बढ़ जायेगा और आपके भोजन की मात्रा बढ़ जायेगी। कुछ लोग हर समय ही ज़्यादा भोजन करते हैं। चाहे वज़न कम करना हो या सिर्फ़ स्वस्थ भोजन करना हो, आपकी सफलता अक्सर मात्रा को नियंत्रित करने पर निर्भर करती है, जो समय के साथ आ जायेगी। आपके लिए यह बेहतर होगा कि आप थोड़ी मात्रा में विभिन्न प्रकार का भोजन करें जिसमें कुछ इधर उधर की दावतें भी शामिल कर सकते हैं, बजाय पेट भर कर स्वस्थ भोजन करने के। आपके भोजन की मात्रा पर नियंत्रण रखने कि लिए मैं इन बातों को थोड़े से ढीठ लेकिन सख्त नियमों में बदल दूंगी। याद रखें कि आपका शरीर इस नियमित और धीरे-धीरे आये बदलाव के अनुसार ख़ुद को बदल लेगा।

नियम : हमेशा... आधा पेट भर के भोजन करें

यह हर आहार विशेषज्ञ की जानी परखी तरकीब है- कि आप कभी भी ज़्यादा भोजन ना करें। भूख से हमेशा कम भोजन करने से आप कभी भी अपनी प्लेट ज़्यादा खाने से नहीं भरेंगे, कभी भी ज़्यादा भोजन करने का मन नहीं करेगा, कभी ज़्यादा भोजन नहीं करेंगे और कभी आपका वज़न नहीं बढ़ेगा। आपका पेट ख़ुश रहेगा और कभी भी ज़्यादा भोजन नहीं मांगेगा।

अपने भोजन के बीच में हर 20 से 30 मिनट में फल का एक टुकड़ा खाकर ये आसानी से किया जा सकता है (इस बारे में अधिक बाद में) जैसे सुबह का नाश्ता, मिड डे स्नैक, दोपहर का भोजन, देर दोपहर का स्नैक और फिर रात का भोजन। एक फल काटें या फिर तीन अलग-अलग फलों को टुकड़ों में काटें और टिन में ऑफिस ले जायें। अपने फ़ोन में सुबह के नाश्ते के बाद 20 से 30 मिनट का अलार्म लगायें और फिर 20 से 30 मिनट का। जब आपका अलार्म बजे, फल के एक या दो टुकड़े खा लें। ये फल आपके पेट को भरा सा रखेगा और यह सुनिश्चित करेगा कि आप अपने एक समय के खाने में अधिक ना खायें।

नियम : धीमे खायें।

आप इस नियम को जानते हैं। आपने इसे हज़ार बार सुना है। आपके पेट को यह समझने में कि भोजन शरीर के अंदर प्रवेश कर चुका है और इसके प्रभावों को महसूस करने में 20 मिनट लगते हैं। अगर आप जल्दी भोजन करेंगे तो परिमाण स्वरूप आप ज़्यादा भोजन कर लेंगे और जिसके कारण अंत में आपको भारीपन और आलस महसूस होगा और आप मोटे हो जायेंगे। तो इसलिए भोजन चबा कर और धीरे करें क्योंकि यह आपकी यात्रा की शुरुआत है।

नियम : दोबारा भोजन ना लें

जब तक आप इस प्रोग्राम में हैं, तब तक ऐसा करें। यह वो नियम

है जिसका पालन मैं करती हूँ, चाहे कुछ हो जाये। उद्देश्य यह है कि आप पहली बार में जितना खाना चाहते हैं उतना अपनी प्लेट में भर लें, लेकिन दोबारा भोजन लेने के लिए ना जायें। अगर आपकी प्लेट भरी हुई दिखेगी तो आप तृप्त महसूस करेंगे। तो अपनी प्लेट रोटी, सब्जी, सलाद, दही से भर लें और ध्यान से देखें... आपके सामने पूरी प्लेट है। यह आपको ऊर्जावान और पेट को भरा हुआ महसूस करायेगा। और बेशक यह नियम 2 के पीछे चलेगा, जैसे कि धीरे-धीरे चबाना।

नियम : छोटे प्लेट, कटोरी, कप

जी हां। इसका मतलब है कि आप अपने लिए नए बर्तनों की ख़रीदारी करेंगे। अपनी प्लेट के साइज़ को छोटा करके अपने भोजन की मात्रा पर नियंत्रण रखें। यह एक छोटा सा बदलाव आप आज से ही कर सकते हैं और यह आपके वज़न कम करने के काम को और भी आसान कर देगा। बडी प्लेटों की जगह छोटी सलाद वाली प्लेटों का प्रयोग करें या फिर सिर्फ़ अपने लिए छोटी प्लेटें ख़रीद लायें।

सब्ज़ी के लिए हमेशा चम्मच और कटोरी का उपयोग करें। यह धीमे और कम मात्रा में खाने को सुनिश्ति करेगा। छोटी प्लेटों में खाने से आपका कम मात्रा में पेट भर जाएगा। अध्ययनों से पता चला है कि लोग कम खाने में ज़्यादा संतुष्ट हो जाते हैं जब उन्हें 12 इंच की बड़ी प्लेट के बजाय 8 इंच की सलाद वाली प्लेट में भोजन परोसा जाता है। यह आपकी प्लेट में भोजन की मात्रा को कम कर देता है लेकिन उसी समय प्लेट भरी हुई दिखने के कारण आप तृप्त महसूस करते हैं। इसे अपनी इंद्रियों के माध्यम से भोजन करना कहते हैं। अगर आप धीरे खा रहे हैं और हर चीज़ का स्वाद लेकर खा रहे हैं तो आप आगे के लिए तैयार हैं।

नियम : पवित्र सलाद

अपने भोजन करने से या अगर आप बाहर भोजन करने जा रहे हैं,

चार प्रकार के भोजन जो आपको नकारात्मक कैलोरी देते हैं।

1. सेलेरीः इस सूची में सबसे ऊपर है सेलेरी, यह नकारात्मक कैलोरी में उच्च्य स्थान पर है। एक कप सेलेरी (120 ग्राम) में सिर्फ़ 19 कैलोरी होती हैं। शरीर के पीएच स्तर को सामान्य रखने के साथ यह पानी की कमी को भी दूर करती है। सेलेरी विटामिन ए, बी 1, बी 2, बी 6, पोटेशियम, फ़ोलिक ऐसिड, कैल्शियम, सोडियम, और आवश्यक अमीनो ऐसिड से भरपूर है।
2. खीराः पानी की उच्च्य मात्रा वाले (96 प्रतिशत) खीरे शरीर को पानी से पूर्ण और ठंडा रखते हैं। यह विषाक्त पदार्थों को बाहर निकालते हैं। एक खीरा आपको 2 से 3 कैलोरी देता है और इसे पचाने में शरीर से 6 कैलोरी लेता है। जादू है ना?
3. लेट्यूसः लेट्यूस में पानी की मात्रा बहुत अधिक होती है। एक कप आइसबर्ग लेट्यूस में 8 कैलोरी होती है।
4. नारंगीः यह सुंदर खट्टा फल, जो एंज़ाइम और ऐंटीऑक्सीडेंट में उच्च्य है, आपके कोलेस्ट्रॉल के स्तर को कम कर सकता है। लेकिन नारंगी कुछ दवाओं के सेवन के दौरान नकारात्मक प्रतिक्रिया दे सकते हैं। अगर आप कोई दवा ले रहे हैं, तो इसे खाने से पहले अपने डॉक्टर से सलाह लें।

तो 45 मिनट से लेकर 1 घंटे पहले सलाद खायें। इस तरह आपके पेट में कुछ खाना पहुंच जायेगा और आप गले तक भर कर नहीं खायेंगे। यह अधिक ना खाने की जांची परख़ी तरकीब है। सलाद में नकारात्मक कैलोरी होती है (एक अनुपयुक्त नाम क्योंकि हर भोजन में कैलोरी होती है) इसका मतलब यह है कि इसमें इतनी कैलोरी होती है कि यह आपके शरीर से उससे ज़्यादा कैलोरी लेता है इसे चबाने और पचाने के लिए, और आपका पेट भरा हुआ महसूस होता है। सलाद के लिए सबसे अच्छी सब्ज़ियां खीरे, अजवाइन, ककड़ी, गोभी के पत्ते और शतावरी हैं। सारे नकारात्मक कैलोरी वाले भोजन में पानी की मात्रा अधिक होती है। कच्ची और आधी कच्ची सब्ज़ियों में भी फ़ाइबर भरपूर मात्रा में होता है और आपके पेट को भर देता है। यह विष के उन्मूलन में भी मदद करता है।

अब जब आपको मेरी डाइट के सिद्धांतों के बारें में पता चल गया है, हम आपको उसके लिए तैयार करते हैं।

स्वयं के लिए नोट्स

- ✓ मैं जानती हूँ कि मैं अपना वज़न कम कर सकती हूँ। मुझे सिर्फ़ संयम और आत्म नियंत्रण का अभ्यास करने की आवश्यकता है।
- ✓ सुबह नाश्ता करना अजीब लगता है, लेकिन इसे खाने के बाद मैं ज़्यादा ऊर्जावान महसूस करती हूँ।
- ✓ हर 30 मिनट में फल का एक टुकडा खाने से मेरा पेट आधा भरा सा रहता है। और इसके कारण मैं दोपहर के भोजन में ज्यादा नहीं खाती।
- ✓ सुबह जल्दी भोजन करना अच्छा है (सुबह गैस की कोई समस्या नहीं होती)
- ✓ छोटी प्लेटें प्रयोग करें।
- ✓ दोबारा खाना लेना? मैंने ऐसा पहले कभी नहीं सुना।

डाइट के लिए तैयारी

आपको तैयारी की आवश्यकता क्यों है

जब आप छुट्टियाँ मनाने जाते हैं, तब आप कपड़े ऐसे ही सूटकेस में नहीं रख लेते और एयरपोर्ट जाकर किसी भी फ़्लाइट में नहीं बैठ जाते। आप उसके लिए तैयारी करते हैं।

आप सोचते है कि क्या आप समुद्र के आसपास जाना चाहते हैं, जहाँ ज़्यादा भीड़ ना हो या फिर आप पहाड़ों की सैर करना चाहते हैं। इसके अनुसार आप अपनी रिसर्च करते हैं, अच्छे होटल और रिसोर्ट चुनते हैं, आप उन तारीखों के लिए ऑफिस से छुट्टियाँ लेते हैं, आप आरक्षण कराते हैं, ज़रूरत के सामानों की सूची बनाते हैं, जैसे जैकेट और दस्ताने या फिर बिकिनी और तौलिया। एक डाइट को भी उसी तरह समझना चाहिए। मेरे पास इतने क्लाइंट आ चुके हैं जो पूरी तरह इस अवधारणा को और इसके लिए आवश्यक प्रतिबद्धता को समझे बिना और मानसिक रूप से तैयार हुए बिना सीधे प्रोग्राम में आ जाते हैं। अंत में वे सफल हुए लेकिन उन्हें ज़्यादा समय लगा। डाइट को अपनाने में और अपने लक्ष्यों को हासिल करने में कितना समय लगता है, यह इस बात पर निर्भर करता है कि आप मानसिक रूप से उसके लिए कितने तैयार हैं। आप जितने ज़्यादा तैयार होंगे उतनी जल्दी परिणाम हासिल होंगे। प्रोग्राम को शुरु करने से पहले थोड़ी सी तैयारी लंबे समय तक डाइट के अनुसार रहने और वज़न जल्दी कम करने और उसे बनाये रखने में मदद करेगी। अगर शुरुआत में आप पूर्णतः तैयार नहीं है तो आपको उसका पालन करने में परेशानी होगी।

कुछ चीज़ें जो आपको शुरु करने से पहले समझनी और करनी हैं। यह कुछ बहुत ही बुनियादी बातें हैं जो मुझे पता है आप पहले से जानते हैं, लेकिन उनके महत्त्व को नहीं समझते। ये बहुत ज़रूरी हैं और नजरअंदाज़ नहीं करनी चाहिये, वरना आपका वज़न कम नहीं हो पायेगा। सोचिए, समझिये, अपनाइये और तभी अगले अध्याय पर जाइये।

अपने डॉक्टर से हरी बत्ती लें

आप इस प्रोग्राम को शुरु करें, उससे पहले मैं चाहती हूँ कि आप अपने डॉक्टर से रक्त शर्करा के स्तर, थायरॉयड, ब्लड प्रेशर, और ब्लड काउन्ट की जांच करा लें। यह साधारण जांच ये देखने के लिए है कि आप शारीरिक रूप से कितने स्वस्थ हैं और कहीं कोई बड़ी या छोटी समस्या तो नहीं है। अगर आपका वज़न अधिक है तो आपका रक्तचाप और शर्करा का स्तर बढ़ा हुआ हो सकता है। तो इसलिए आपको इसका पता लगाना है और इसका हिसाब रखना है।

एक तारीख़ निर्धारित करें

प्रोग्राम को आरंभ करने के लिए, सबसे पहले आपको एक अच्छे समय का चुनाव करना होगा। इस तारीख़ को सावधानीपूर्वक चुनें। अपनी डाइट तब शुरु ना करें जब आप यात्रा कर रहें हो, छुट्टियों पर जा रहे हों, जब ऑफिस में बहुत व्यस्त सप्ताह हो, या घर में कोई शादी हो। क्योंकि संभावना है कि आप इसका पालन ना कर पायें और अपने अधिक खाने की आदतों पर लौट आयें। स्वयं से पूछें कि क्या यह उचित समय है और क्या आप कुछ वक्त अपने लिए निकाल सकते हैं, और सबसे ज़रूरी है कि क्या आप अतिरिक्त प्रयास करने में सक्षम हो पायेंगे।

यह भी कोशिश करें कि आप महीने के आरंभ में या सोमवार को शुरुआत करें। यह एक मानसिक दृष्टिकोण है लेकिन ऐसा करने से आपको नयी कोशिश के लिए उत्साह मिलेगा।

याद रखें, जब मस्तिष्क तैयार हो तब समय हमेशा सही होता है।

अधिक पानी पीना शुरु करें

आपको अधिक पानी पीने की आवश्यकता है और अगर आपको पानी पीने की आदत नहीं है, तो आप जहाँ भी जाएं अपने साथ

पतले होने के लिए पानी पीयें

पर्याप्त मात्रा में पानी नहीं पीना शरीर में पानी को रोक कर रखने का एक और कारण है। शरीर पानी को रोक कर रखता है और अगर आप पर्याप्त मात्रा में पानी नहीं पीयेंगे तो शरीर पहले से मौजूद पानी को रोक कर रखेगा। यह अर्थशास्त्र का पुराना सिंद्धात है। यह जानना रोचक है कि आप पानी पीकर वज़न कम कर सकते हैं। आपको प्रतिदिन 8 गिलास पानी पीना है, या कैमोमाइल और जैस्मीन की चाय (कैफ़ीन या दूध की चाय नहीं- यह पानी की कमी कर देती है)

याद रखें, अपने वज़न के हर 10 किलो के लिए आपको प्रतिदिन 1 लीटर पानी पीना चाहिए। तो हिसाब लगा लें। जितना ज़्यादा आप पानी पीयेंगे उतना ज़्यादा वज़न कम होगा।

साथ ही, सबसे ज़्यादा पानी दिन की शुरुआत में पीना चाहिए, और जैसे-जैसे दिन बढ़ता है पानी पीने की मात्रा कम कर दें। अगर आप शाम या रात को ज़्यादा पानी पीयेंगे, तो आपका शरीर उसे रोक कर रखेगा और आप फूला हुआ महसूस करेंगे। इसलिए जितना हो सके उतना दिन में पानी पीयें।

नोटः अपने भोजन से 15 मिनट पहले या बाद में कोई पेय पदार्थ ना लें।

पानी की एक बोतल ले जाना शुरू कर दें। आपको दिन में कम से कम 3 लीटर पानी पीना चाहिए। अगर यह आपको ज़्यादा लग रहा है तो वैसा करें जैसा मैंने किया था और एक हफ़्ते तक प्रतिदिन एक गिलास पानी की मात्रा बढायें।

शिरीन, जिसकी उम्र 65 साल है, उसने एक शाम मुझे उन्मत्त होकर फ़ोन किया 'निशी मेरा वज़न एक दिन में 3 किलो बढ़ गया है। सुबह यह 70.5 किलो था और अब यह 73.5 हो गया है। ये क्या है! मैंने तो कोई बेईमानी भी नहीं की'

मुझे उस पर यक़ीन था। वह एक परिश्रमी क्लाइंट है और मेरी डाइट का सही तरह से पालन करती है। मैंने उसे शांत किया और अगली सुबह मुझे फ़ोन करने को कहा। अजीब लेकिन सच बात है, अगली सुबह उसने मुझे बताने के लिए फ़ोन किया कि उसका वजन वापस 70.3 किलो हो गया। इस उतार-चढ़ाव का जवाब है पानी का वज़न (साथ ही बिना पचा भोजन)

एक बोतल पानी पीयें और आप वज़न तौलने की मशीन पर तुरंत अपने वज़न में अंतर देख सकते हैं। अपने आहार में परिवर्तन किये बिना पानी के कारण रोज़ाना वज़न में अस्थिरता होगी। पांच सौ ग्राम कम या ज़्यादा से आपको परेशानी नहीं होनी चाहिए। शिरीन के वज़न में काफी अंतर आ गया था, लेकिन वह भी साधारण है क्योंकि हर किसी का शरीर अलग होता है। मनुष्य के शरीर में 60 प्रतिशत पानी होता है (70 प्रतिशत मस्तिष्क पानी से बना है) इसलिए वज़न कभी एकदम सही नहीं हो सकता। अन्य कारक भी हैं जैसे हार्मोन, विशेष रूप से महिलाओं के लिए, और सोडियम प्रतिधारण जो कि वज़न को अस्थिर करने में अपनी भूमिका निभा सकते हैं।

व्यायाम

शुरु करने से पहले, अपने शरीर को शारीरिक गतिविधि करने के योग्य बनाएं। अगर आपकी जीवनशैली ज़्यादा बैठे रहने वाली है, तो छोटे-छोटे काम करना शुरु करें जो आपको गतिशील बनाये रखेंगे।

बाजार पैदल जाएं, सीढ़ियां चढें, अपने कपड़े स्वयं धोयें। अपने शरीर को उस व्यायाम के लिए तैयार करें जो प्रोग्राम शुरु करने पर आपको करना होगा (जो कि महत्त्वपूर्ण है)।

सब्ज़ियाँ

भोजन की सूची पर दी गयी सब्ज़ियों के साथ परिचय करें और उनमें से ज़्यादातर को खाकर देखें। इस तरह से आपको पहले से पता चल जाएगा कि आपको क्या पसंद है और क्या नापसंद है। मेरा यक़ीन मानिए आप बहुत सारी सब्ज़ियां खायेंगे, इसलिए बेहतर होगा आप उनके साथ दोस्ती कर लें।

जवाबदेही

'मैं तुम्हारी डाइट के अनुसार चल रही हूँ, फिर भी मेरा वज़न कम नहीं हो रहा!'

यह दुखद रोना मैंने पिछले कुछ वर्षों में अनगिनत क्लाइंट्स से सुना है।

पहले तो मैं भी यह सुनकर चकरा जाती थी क्योंकि जो पहली चीज़ में अपने क्लाइंट्स को करने को कहती हूँ, वह है प्रत्येक चीज़ के लिए एक फ़ूड डायरी रखना.... और मेरा मतलब है प्रत्येक चीज़......जो भी दिनभर में उनके मुँह में जाये। यह डायरी वे हर दिन सुबह मुझे दिखाते हैं या जब भी मुझसे मिलने आते हैं और

मुझे तुरंत पता चल जाता है कि वे डाइट से भटक रहे हैं (फ़ूड डायरी झूठ बोल सकती है लेकिन वज़न तौलने की मशीन नहीं) और वे कितना वज़न कम कर लेंगे। फ़ूड डायरी बहुत ज़रूरी है ताकि मुझे पता चले, अगर कुछ ज़्यादा लिया जा रहा हो। उनकी सावधानीपूर्वक प्रविष्टियों के बावजूद भी अगर उनका वज़न कम होता हुआ नहीं दिखता तो मैं समझ जाती हूँ कि कुछ ऐसा है जो ये मुझे नहीं बता रहे हैं। आगे जांच और निगरानी करने के बाद मैंने रहस्य को सुलझाया और छुपे हुए अपराधी की खोज की। और प्रिय पाठक, उसे कहते है 'कुतरना'।

उदहारण के लिए इस परिदृश्य को देखें। आप एक पार्टी में जाती हैं और वहाँ पर मिलने वाले भव्य व्यंजनों के बारे में बिल्कुल भी चिंतित नहीं होती हैं, जैसे स्वादिष्ट लाज़ान्या, खुशबूदार रोज़मेरी रोस्ट चिकन, और प्रिय लग रही कैनेपीज़, जो वैटर आपके सामने से लेकर जा रहा है, क्योंकि आप समझदार हैं और घर से अपना सादगी भरा भोजन खाकर आई हैं। है ना, आखिरकार आप डाइट पर हैं और पार्टी का तेलीय और भारी भोजन नहीं करना चाहती। लेकिन जैसे-जैसे पार्टी आगे बढ़ती है और आपके दोस्त और पति एक के बाद एक वो कैनेपीज़ मंगाते हैं, आप ख़ुद को रोक नहीं पातीं और उनकी प्लेट में से थोड़ा सा चखने पहुंच जाती हैं। सिर्फ़ ये देखने के लिए कि यह कैसी बनी है। और जब मीठा आता है तो आप किसी की प्लेट में से छोटी सी चम्मच आइसक्रीम खा लेती हैं और किसी की प्लेट से लेमन टार्ट चख लेती हैं।

जब आप घर वापस आती हैं तो अपने आपको बधाई देती हैं कि आपने पूरी पार्टी में कुछ ज़्यादा नहीं खाया। लेकिन आपको पता ही नहीं चलता कि आप पहले से ही प्रोग्राम से भटक गयी हैं। चुटपुट खाकर आपने आवश्यकता से ज़्यादा खा लिया है।

हर व्यक्ति ऐसा करता है। और लोग ऐसा पूरे दिन करते हैं। आपका बेटा चिप्स का पैकट लेकर आता है और आप उसमें से एक

चिप्स खा लेती हैं। आप किचिन में खाना बना रही हैं और बनाते हुए आप मटन का एक टुकड़ा खाकर देखती हैं कि मटन अच्छा बना है या नहीं। बच्चों के लिए स्नैक्स में सैंडविच बनाते समय ब्रेड के कोने खा लेती हैं। मेरे क्लाइंट्स में से एक ने मुझे बताया कि 'अपने बच्चों के पीछे भागना ऐसा है जैसे *स्टैनले का डब्बा* पुनः बनाना। और सिर्फ़ इस मामले में डब्बा मैं होती हूँ!'

थोड़ा-थोड़ा खाते रहना शायद सबसे पेचीदा कारण है, जिसकी वजह से लोगों का वज़न कम नहीं हो पाता। इसलिए मैं ज़ोर देती हूँ कि इस प्रोग्राम के दौरान यह नहीं करना है। मैं यह स्पष्ट करना चाहती हूं कि इस छुटपुट खाने का भोजन में कोई हिसाब नहीं होता।

एक ईमानदार रिकॉर्ड रखने के लिए प्राथमिक तरीके हैं, फ़ूड डायरी रखना और आपकी और सिर्फ़ आपकी प्लेट का नियम

आपकी और सिर्फ़ आपकी प्लेट

कभी भी, कुछ भी ऐसा मुंह में ना डालें जो आपकी प्लेट का ना हो। दिन के अंत में आपके पास इस भोजन का कोई हिसाब नहीं होगा और आप सोचेंगे कि आपका वज़न क्यों बढ़ रहा है। अपनी फ़ूड डायरी रखते समय आपको एक छोटा सा काजू या उस पकौड़े की एक बाइट लिखना कभी याद नहीं रहेगा। हर निवाले में कैलोरी होती है। तो अगर यह सिर्फ़ एक कौर के लिए भी है तब भी दूसरों की प्लेट से हाथ हटा लें।

आपकी फ़ूड डायरी

अपनी डाइट को सुधारने का पहला कदम है आप क्या खाते हैं, कब खाते हैं और कितना खाते हैं, इसके बारे में अपनी जागरूकता में वृद्धि करना। और इसके लिए फ़ूड डायरी से अच्छा कोई और साधन नहीं है। यह एक साधारण और असरदार तरीका है इसका पता लगाने का कि आप पूरे दिन में क्या खाते और पीते हैं। **फ़ूड डायरी**

आपके खाने की आदतों का निरीक्षण करने के लिए एक सबसे अच्छा रिकॉर्ड है। आपकी फ़ूड डायरी यह बताएगी कि क्या आपके भोजन में सभी आवश्यक पौष्टिक तत्व हैं। फ़ूड डायरी, आप क्या खाते हैं और कैसै खाते हैं के बारे में कुछ बहुत ही आश्चर्यजनक तथ्यों को उजागर कर सकती है। यह अपने आपको शीशे में देखने के जैसा है।

जब आप प्रोग्राम को शुरु करें तो जितना संभव हो उतनी ईमानदारी से फ़ूड डायरी रखने की कोशिश करें। अपने लिए छोटी सी डायरी (अच्छा होगा, पॉकेट के साइज़ की) ले आएं और शुरु करें। अपनी डाइट के पहले दिन से, आपने दिन भर में जो कुछ भी खाया है, आप उसको रिकॉर्ड करेंगे। और मेरा मतलब है हर एक कौर। यह नीचे दी गयी सूची की तरह एकदम सरल होनी चाहिएः

समय	भोजन	पानी के गिलास
सुबह 8 बजे	नाश्ता ब्राउन ब्रेड के 2 स्लाइस 1 कप चाय 1 केला	2
सुबह 11 बजे	खीरे के 5 टुकड़े	4

यह एक प्रमाण होगा कि आप सही भोजन के साथ कितना आगे बढ़ रहे हो। इस अभ्यास की सफलता आपकी ईमानदारी पर निर्भर करती है इसलिए कोई बेईमानी ना करें। हर बार आप जब भी कुछ खायें उसे लिखने की आदत डाल लें कि आपने कब और कितनी मात्रा में खाया था। याददाश्त के भरोसे ना रहें क्योंकि कभी-कभी याददाश्त भी आपको धोखा दे सकती है। एक बार जब

आप फ़ूड डायरी में लिखने की आदत डाल लेंगे तो यह आसान हो जाएगा और आगे चलकर आपको मार्ग पर बने रहने और अपने सही वज़न को लंबे समय तक बनाए रखने में मदद करेगा।

फ़ूड डायरी रखने के फायदे

1. आपके कैलोरी ग्रहण करने की मात्रा का निरीक्षण करना।
2. अक्सर हम ज़्यादा भोजन कर लेते हैं, क्योंकि हमारा ध्यान हम क्या खा रहे हैं के बजाय किसी अन्य बात पर होता है। फ़ूड डायरी में लिखने से आप क्या खा रहे हैं पर ध्यान केंद्रित रहेगा।
3. बुद्धिमानी से भोजन करने के लिए प्रोत्साहित करना क्योंकि हमने क्या खाया है, हम इसका रिकॉर्ड रखते हैं और आप इसका भी पता लगा सकते हैं कि आपसे कहाँ गड़बड़ी हुई। सोचें फिर खायें। ना की खायें फिर सोचें।
4. यह एक सूचक है कि आप प्रत्येक खाद्य समूह से पर्याप्त भोजन कर रहे हैं और परिणामस्वरूप क्या आपकी डाइट संतुलित है या नही, आपकी डायरी बता सकती है, यदि आपसे कुछ महत्त्वपूर्ण छूट रहा है।
5. यह आप और आपके पतला होने के लक्ष्य के बीच के संबंध को मज़बूत बनाती है।
6. यह आपके आहार विषेशज्ञ (इस मामले में मैं) को आपकी फ़ूड डायरी और वज़न का आकलन करने पर बताती है कि आप झूठ बोल रहे हैं या नहीं।

खाद्य भंडार साफ करें

आइए मैं आपको विष-मुक्त बनाने का कार्य शुरु करती हूँ। आप मुझसे बेहतर जानते हैं कि मेहमान बिना बताये नहीं आते, तो फिर

आपने 5 अलग तरह की भुजिया के पैकेट और अनेक तरह के बिस्किट और चिप्स का संग्रह क्यों कर रखा है? अगर मेहमान आ जायें इसलिये, है ना? फिर भी आमतौर पर कोई भी पहले बिना फ़ोन किये नहीं आता। जब आपके घर मेहमान आए, आप जल्दी से सुपरमार्केट जाएं और जो चाहिए ले आयें। अगर आप इतना सामान अपने घर में जमा करके रखेंगे तो वह आप हैं जो इसे खायेंगे.... आपके मेहमान नहीं, इस बात की गारंटी में ले सकती हूँ।

प्रोग्राम शुरु करने से 1 या 2 दिन पहले समय निकाल कर अपने खाद्य भंडार (और फ्रिज) से जो कुछ भी जंक फ़ूड, फ़ास्ट फ़ूड की श्रेणी में आता हो और कुछ भी जो थोड़ा सा भी खतरनाक हो, जिससे मेरा मतलब है मोटा करने वाला हो, उसे हटायें। इसका मतलब यह नहीं है कि आपको अपने परिवार को भूखा मारना है। बस पैकेट और बोतल में आने वाली खाद्य सामग्री को हटायें और उसकी जगह कुछ स्वास्थ्यवर्धक रखें।

क्योंकि मेरा विश्वास कीजिए, इच्छाशक्ति एक बात है और रात के दो बजे भूख लगना अलग बात। अगर आप रात के दो बजे उठती हैं और आपको भूख की अकल्पनीय वेदना होती है, तो आपके पास यह सोचने की इच्छाशक्ति नहीं होगी, कि आप कितनी अच्छी हैं। आप कहेंगी 'भाड़ में जाये निशी भाड़ में जाये डाइट' और सबसे पहले फ्रिज़ में रखा केक खा लेंगी। इसलिए यह सारी सामग्री हटायें।

जल्दी सोयें

यह आपकी भलाई के लिए है। यह प्रोग्राम शाम के 6:30 बजे और ज़्यादा विलंब करें तो 7 बजे तक समाप्त हो जाता है। एक बार जब आपको इस समय के अनुसार भोजन करने की आदत पड़ जायेगी, तो उसके बाद आप तैयार हो जाएंगे अपने मार्ग पर चलने के लिए, और मैं आशा करती हूँ कि भोजन के बिना अगर आप देर रात तक

जागेंगे तो आपको भूख लगना स्वाभाविक है। और अब जब आप अपने खाद्य भंडार की सफाई कर चुके हैं तो जब घड़ी में रात के 12 बजेंगे तो आप क्या खाएंगे? इसलिए जल्दी सो जायें।

और नज़दीक के X में हॉट डॉग वाले के पास नहीं जाना है।

अकेले भोजन करें

....जब तक भोजन को देखकर ललचाये बिना रहने की इच्छा शक्ति नहीं आ जाए, तब तक परिवार के साथ भोजन करना एक बहुत बडा प्रलोभन होगा क्योंकि वहाँ 'प्लीज़ मुझे आलू, चिकन, पास्ता दे दो' होता रहेगा। मुझे इच्छाशाक्ति पर भरोसा है लेकिन जब खाना 20 बार आपके सामने से होकर गुज़रेगा तो शैतान को भी आप पर तरस आ जाएगा।

इस प्रोग्राम की सबसे अच्छी बात यह है कि मेरा प्रयत्न आपको जल्दी भोजन कराने पर रहता है, और मुझे नहीं लगता कि आपका परिवार आपके साथ जल्दी भोजन करने के विचार को पंसद करेगा। ये आपके लिए अच्छा है और आप इसको अपने लिए बिना विघ्न पड़े और बिना प्रलोभन के भोजन करने का एक अवसर समझें। **याद रखें, आँखों से ओझल वस्तु को हम भूल जाते हैं। बस इस मुँह का ध्यान रखें।**

स्वयं के लिए नोट्स

- ✓ रक्त परीक्षण। जाँच करें।
- ✓ अन्य सभी परीक्षण। जाँच करें।
- ✓ मैं शुरूआत करने के लिए तैयार हूँ।
- ✓ मैं जहाँ भी जाती हूँ अपनी फ़ूड डायरी ले जाती हूँ।
- ✓ क्या मुझे आपकी आइसक्रीम में से एक चम्मच चखना है? नहीं धन्यवाद, मैं पहले से ही अपने हिस्से का स्ट्रॉबेरी क्रश ले चुकी हूँ और वह बहुत ही स्वादिष्ट था।
- ✓ मैं अपने खाद्य भंडार की सफाई और डीटॉक्सीफ़िकेशन कर चुकी हूँ। उसमें जंक फ़ूड का कहीं कोई निशान भी नहीं है।
- ✓ जो भी काम हैं वे मैं सुबह करुंगी और अब मुझे अपनी सुखद नींद लेनी है।
- ✓ अकेले भोजन करना थोडा शांत सा होता है लेकिन मुझे अपने भोजन को धीरे और स्वाद लेकर करना है। और मुझे नहीं लगता कि मैं कमला के द्वारा परिवार के लिए बनाई गई चिकन करी खाने से खुद को अभी रोक पाऊंगी। कम से कम अभी तो नहीं।

यह प्रोग्राम किस बारे में है?

नियंत्रण और संतुलन

'मुझे वज़न कम करने के लिए एक दिन में कितनी कैलोरी खानी चाहिए?'

यह सवाल मेरे 99 प्रतिशत क्लाइंट मुझसे पूछते हैं। यह एक अच्छा सवाल है। हालांकि मुझे हमेशा एक संदेह होता है कि वे जानते नहीं हैं कि वे वास्तविकता में किस के बारे में बात कर रहे हैं। आजकल बहुत सारे लोग कैलोरी काउन्टिंग से सहमत नहीं हैं। यह स्पष्ट रूप से वज़न कम करने के लिए अपनाया गया एक ग़लत तरीका है और यह अनावश्यक है। मैं इससे सहमत नहीं हूँ।

रेज़ा का वज़न 90 किलो था जब वह मेरे पास आई। उसने मुझे बताया कि वह वज़न कम करने के लिए 'सब कुछ' आज़मा कर देख चुकी है। वह डाइट पर जाने और कैलोरी काउंटिग के बारे में इच्छुक नहीं थी। उसके अनुसार ये पुराना तरीका हो चुका था। वह एक ऐसी डाइट चाहती थी जो उसे खाने से ना रोके और उसका वज़न कम करने में भी मदद करे। इसलिए उसने प्रोसेस्ड फ़ूड और आर्टिफ़िश्यल शुगर छोड दी, एरेटिड ड्रिंक्स छोड़ दी, व्यायाम किये, और साबुत अनाज खाने लगी। स्वस्थ खाना खाने के दो महीने बाद रेज़ा ने अपना वज़न तौला। उसका वज़न तब भी 89 किलो ही था। यह सही नहीं है ना?

मैंने उससे वही सब करने को कहा जो वह कर रही थीं पर इस

बार वह जो भी खाये उसे एक डायरी में लिखने को कहा, जिससे मुझे हर एक निवाले के बारे में पता रहे जो वह खाये। उसने ऐसा दो हफ़्तों तक किया और फिर मेरे पास वापस आ गई। मैं परिणाम देखकर बहुत ख़ुश हुई। रेज़ा बिल्कुल स्वस्थ भोजन का सेवन कर रही थी, परन्तु उसकी मात्रा बहुत ज़्यादा थी! आप अपना वज़न कैसे कम कर सकते हैं जब आप ब्राउन राइस के चार पोर्शन खा रहे हैं! तभी मैंने उसे कैलोरी काउंटिंग के जादू के बारे में बताया। रेज़ा को सबसे ज़्यादा ज़रूरत इस बात का ध्यान रखने की थी कि वह किस मात्रा में स्वस्थ भोजन का सेवन कर रही है।

स्वस्थ, ताज़ा, बिना चर्बी के खाने में भी कैलोरी होती है, और बहुत ज़्यादा कैलोरी आपके लक्ष्य को हासिल नहीं होने देगी। लेकिन आप क्या खा रहे हैं उसे रिकॉर्ड करके और फिर उसकी कैलोरी को गिन के, एक स्वस्थ और कार्यात्मक शरीर को बनाए रखते हुए वज़न कम करने के लिए जो आवश्यक है उसका पता लगाया जा सकता है। यह आपको इस बात का भी अंदाज़ा देता है कि एक आर्दश मात्रा क्या होती है। जब आपका ध्यान वज़न कम करने पर हैं तो कभी-कभी बाहर भोजन करना असंभव नहीं है। बल्कि यह अब और भी आसान है क्योंकि अब आप जानते हैं कि सही मात्रा क्या होती है, बजाय उन दो और तीन ख़ुराक के जो आपके पसंदीदा रेस्तरां की प्लेट में दी जाती हैं। इसके साथ ही आपके सामान्य खाने की आदतों पर बिना कोई बड़ा प्रभाव डाले कभी-कभी अपनी पसंद के खाने को खाना ठीक है।

अगर आपका वज़न अधिक है, तो मेरा मानना है कि अपने **दैनिक नंबर का ध्यान रखना बहुत ज़रूरी है– कुल दैनिक ऊर्जा व्यय + आप कितनी कैलोरी ग्रहण कर रहें हैं** (अगर आपको हर खाद्य सामग्री का वज़न करना बहुत समय लेने वाला लगता है तो कम से कम एक अच्छा अनुमान लगा लें) अगर आप अधिकतम वज़न कम करना चाहते हैं। आपको सिर्फ़ सही भोजन करने पर

ध्यान देना है और आपको कैलौरी की चिंता करने की आवश्यकता नहीं है।

अपने शरीर को एक बहीखाता समझें (बेशक एक सुंदर बहीखाता) जो हर अंदर जाने वाली और बाहर रहने वाली चीज़ का हिसाब रखता है। मेरे अनुभव के अनुसार, आपको कितनी स्वस्थ कैलोरी ग्रहण करनी चाहिए इसको तय करना, सिर्फ़ एक अनुमान के तौर पर, सफलतापूर्वक वज़न कम करने और शरीर की संरचना को बनाए रखने के लिए महत्त्वपूर्ण है। यह आपकी उन्नति का हिसाब रखेगा। मैंने ऐसा कई सालों से किया है, और उन सालों के दौरान मेरा वज़न 2 या 3 किलो से ज़्यादा कभी घटा या बढ़ा नहीं। लेकिन याद रखें, ये कैलोरी जो आप ले रहें हैं, स्वस्थ कैलोरी होनी चाहिए।

कैलोरी गिनना आपके जीवन भर का तरीका नहीं है। एक बार आप अपने आदर्श वज़न पर आ जायें और उसे बनायें रखें, आप स्वतः ही तर्क की अचूकता को समझ जायेंगे। यह स्वाभाविक रूप से आप में आ जायेगा।

सी सी क्यू

जो डाइट आपको सफलता दिलाएगी वह है पोर्शन कंट्रोल्ड (मात्रा पर नियंत्रण), लो हेल्थी कार्बोहाइड्रेट डाइट। हालांकि कम कार्बोहाइड्रेट से मेरा अभिप्राय है सिर्फ़ रात के भोजन में, जैसा कि मैं पहले बता चुकी हूँ कि आपका मेटाबॉलिज़्म रात को अपने न्यूनतम स्तर पर होता है।

कार्बोहाइड्रेट्स बहुत ही ज़रूरी और ऊर्जा के लिए आवश्यक स्रोत हैं और ये आपके व्यायाम प्रोग्राम के दौरान आपको ताकत देंगे। साथ ही अगर आप कार्बोहाइड्रेट का स्वस्थ सेवन करेंगे तो आपको व्यायाम करने की इच्छा बहुत अधिक होगी और आपका ऊर्जा का स्तर भी बहुत अधिक होगा। इसकी कमी से आपको थकान महसूस

होगी और लगातार कुछ खाने का मन करेगा, जो आप नहीं खा सकते। कार्बोहाइड्रेट की एक अच्छी व नियंत्रित मात्रा आपको कैलोरी जलाने में मदद करेगी और जिम जाने के लिए प्रेरित करेगी। सुबह के नाश्ते और दोपहर के भोजन के समय जब आपके शरीर को ऊर्जा की सबसे अधिक आवश्यकता होती है तब अच्छे और स्वस्थ कार्बोहाइड्रेट का सेवन करें। **मैं अपनी डाइट** को CCQ **कहती हूँ– लो कैलोरी, लो कार्बोहाइड्रेट, लो क्वान्टिटी।**

कार्बोहाइड्रेट- आपका फ्रैनिमी (दोस्त भी दुश्मन भी)

कार्बोहाइड्रेट आपके पोषक तत्त्वों की ज़रूरत का वह तत्त्व है जो सबसे अधिक जटिलताओं से भरा हुआ है। आप इन्हें नापसंद कर सकते हैं लेकिन आप इनके बिना रह भी नहीं सकते। ये आपको ऊर्जा देते हैं इसलिए आप इन्हें खिड़की से बाहर नहीं फेंक सकते। हालांकि आदि मानव के बारे में सोचें तो पश्चिमी आहार के सामने, कृषि आधारित सभ्यता के लोगों के पारंपरिक आहार अपने प्रसंस्कृत रूप (**प्रोसेस्ड फॉर्म**) में अपेक्षाकृत कार्बोहाइड्रेट में कम होते थे और मोटापे की घटनाएं भी कम होती थीं। मोटापा पूरी तरह से एक आधुनिक घटना है। आसानी से मिलने वाले पैक्ड फ़ूड के कारण हम ज़्यादा, जल्दी और सड़ा हुआ खा रहे हैं। आधुनिकता ने जीवनशैली के कई पहलुओं को बदल दिया है, और आहार में परिवर्तन- खासतौर पर चीनी और आटे का प्रारंभ- कई स्वस्थ संबंधित समस्याओं का कारण है। जीवनशैली बदल गयी है और आमतौर पर शरीर इतने तनाव में है जो बिना सोचे भोजन करने में परिणत होता है। इसलिए खाने से पहले सोचें ना कि खाने के बाद।

इस प्रोग्राम में, मैं इस बात पर ध्यान केंद्रित करूंगी कि सही भोजन करने और व्यायाम के मिश्रण के साथ चर्बी को कैसे कम किया जाए। यह डाइट साधारण गणित पर आधारित है। यह साफ

है, तार्किक है और बहुत ही आसानी से काम करती है। **इसे डेफ़िसिट कैलोरी डाइट (कम कैलोरी आहार) कहते हैं और यह एक दिन में आप जितनी कैलोरी की खपत करते हैं उसे धीरे–धीरे कम करने पर काम करती है।** डाइट आपको सीमांत रूप से कम कैलोरी देती है लेकिन ज़रूरी पोषक तत्त्व जैसे कार्बोहाइड्रेट, प्रोटीन, विटामिन, मिनरल, फ़ाइबर और पानी में कमी नहीं करती। एक दिन में जितनी कैलोरी की आवश्यकता होती है उससे कम लेने के फ़लस्वरूप आपका शरीर यह आवश्यक ऊर्जा आपके भोजन के बजाय आपके वसा भंडार को जलाकर उससे लेता है।

शरीर के वसा में, एक पाउंड में 3500 कैलोरी होती है (0.45 किलो, जो लगभग आधा किलो है)। मेरी डाइट का सिंद्दात है कि आधा किलो वज़न कम करने के लिए 3500 कैलोरी (वसा के 1 पाउंड के बराबर) की ऊर्जा की कमी पैदा करना।

तो हफ़्ते में एक किलो वज़न कम करने के लिए आपको प्रतिदिन 1000 कैलोरी की कमी पैदा करने पर ध्यान केंद्रित करना होगा, जो एक सप्ताह के दौरान एक किलो वज़न (1000 कैलोरी X 7 दिन 7000 कैलोरी) कम करेगी। सारी एक हज़ार कैलोरी एक बार के भोजन से नहीं ली जाएगी। यह एक मिश्रण होगा कैलोरी की कमी और व्यायाम का। अगर आप किसी स्वास्थ्य समस्या के कारण जिम में व्यायाम नहीं कर सकते तो पहले वह करें जो आपके अनुकूल हो जैसे टहलना और योग।

डाइट का उद्देश्य यह है कि आप जो भोजन वर्तमान समय में कर रहे हैं उसे थोड़ा कम करना। मौजूदा समय में भोजन करने के बाद आप भरा हुआ, आलसी, और अपने पेट को फूला हुआ महसूस करते हैं। मूलतः पेट को भरपूर खाना मिला। पेट एक कुएं की तरह है और आपने एक गुब्बारे की तरह उसे मुंह तक भर लिया।

मस्तिष्क–पेट का संपर्क 20 मिनट का होता है। इसलिए आपके मस्तिष्क को यह संदेश मिलने में 20 मिनट लग जाते है कि आपका

पेट पूर्णतः भर चुका है। आप आमतौर पर उस 20 मिनट में ख़ुद को अधिक भोजन से भर लेते हैं। आपको यह करने की कोशिश करनी है कि जब आपका पेट आधा भर जाये तो भोजन करना छोड़ दें।

परीक्षण

भोजन करने के बाद आपको अपने पेट को पूरी तरह पीठ तक खींचने में सक्षम होना चाहिए। यह एक स्वस्थ और पूरी तरह से भरे हुए पेट का लक्षण है। क्या आप ऐसा कर सकते हैं?

यह सपाट पेट पाने के लिए एक व्यायाम भी है। कोशिश करके देखें।

★ याद रखें कि आप जीवन भर डेफ़िसिट कैलोरी डाइट पर नहीं रहेंगे। यह सिर्फ़ तब तक है जब तक आप अपने वास्तविक वज़न में नहीं आ जाते। अपने आदर्श वज़न पर पहुंचने के बाद आपको बस उसे बनाए रखना है और पुनः साधारण तरह से भोजन करना शुरु कर दें, लेकिन वैसे नहीं जैसे आप करते थे। आपको भोजन करने के तरीके को वैसा ही रखना है लेकिन समय और मात्रा में थोड़ा बदलाव ला सकते हैं। 20 मिनट वाला नियम याद रखें।

एक हफ़्ते में एक किलो वज़न कम करने के पीछे का गणित यहाँ हैः

दिन	कैलोरी की कमी (डाइट + व्यायाम) (कैलोरी)	संचित कमी (कैलोरी)	वज़न में किलो की कमी
1	1000		
2	1000	2000	
3	1000	3000	

4	1000	3500+500	यहाँ 3500 कैलोरी पर आप 1/2 किलो वज़न कम करते हैं
5	1000	5000	
6	1000	6000	
7	1000	7000	यहाँ 3500 कैलोरी पर आप 1 किलो वज़न कम करते हैं

मैं आपके साथ पूरी तरह से ईमानदार रहूंगी। पहले तीन दिन बहुत ही मुश्किल होंगे, क्योंकि इस समय आपको प्रबल इच्छाशक्ति की आवश्यकता होगी और इसमें गड़बड़ी करने और सब छोड़ देने की संभावना अधिक होगी। मैंने कई लोगों को हिम्मत हारते हुए, फिर से कोशिश करते हुए, छोड़ते हुए और फिर से कोशिश करते हुए (जब तक वह इसके महत्त्व को नहीं समझ जाते) और फिर निर्विघ्न आगे बढ़ते हुए देखा है। यह एक स्कूटर को किक मारकर स्टार्ट करने जैसा है, कभी कभी इसे शुरु करने के लिए थोड़ी कोशिश करनी पड़ती है। लेकिन जब चौथे दिन आपका वज़न आधा किलो कम हो जाएगा, तो आपको आगे बढ़ने का सबसे अच्छा प्रोत्साहन मिलेगा। परिणामों को अपने सामने देखने से ज़्यादा ख़ुशी और किसी चीज़ से नहीं मिलती।

आप पूछ सकती हैं, 'मैं प्रतिदिन 1000 कैलोरी कम लूंगी तो क्या कमज़ोरी महसूस नहीं करुँगी?'

इसका जवाब है, नहीं। यह एक संतुलित आहार है और यह आपकी ज़रूरत के अनुसार आपको सब देता है जैसे- कार्बोहाइड्रेट, प्रोटीन और प्राकृतिक शर्करा। आप अपने भोजन से अतिरिक्त को कम करने पर ध्यान केंद्रित करेंगे- अतिरिक्त चीनी, स्टार्च, रिफ़ाइंड

स्टार्च और वसा। और याद रखें आपके शरीर में पहले से ही बहुत वसा का भंडार है, इसलिए बची हुई ऊर्जा की कमी, आपके शरीर में मौजूद वसा से पूरी कर ली जाएगी। यह डेफ़िसिट कैलोरी डाइट आपको लगभग 1,300 कैलोरी देगी।

> व्यायाम करने से कैलोरी बर्न होने की मात्रा दोगुनी हो जाती है।

अन्य कारण

क्या अब तक सब कुछ अच्छा है?

दुर्भाग्यवश, यह सिर्फ़ आसान हिस्सा है। आप आराम से अपने घर बैठे डाइट पर जा सकते हैं। हालांकि मेरी डाइट का दूसरा भाग आपको आपके सोफ़े से उठायेगा और आपको गतिमान बनायेगा। जी हाँ, मेरा मतलब व्यायाम से है। वह कभी ना थकने वाला राक्षस जो हर लाइफ़स्टाइल शो, ग्लॉसी मैगज़ीन और बेशक मेरे द्वारा भी आपके लिए परेशानी का कारण होगा। **आपको फ़ैट कम करने के लिए व्यायाम करना होगा। वज़न कम करना, व्यायाम के माध्यम से कैलोरी जलाना और अपने आहार के माध्यम से कैलोरी की कमी बनाने का एक साझा मिश्रण है।**

बी एम आर के साथ काम करें

मुझसे यह सवाल कई बार पूछा गया है – 'अगर मैं व्यायाम करुंगी तो क्या मेरा वसा मांसपेशीयों में परिवर्तित हो जाएगा?' वसा और मांसपेशियां दोनों वजन में योगदान करती हैं। **मांसपेशियां और वसा दो अलग–अलग ऊतक (टिशू) हैं और एक को दूसरे में बदला नहीं जा सकता।** मांसपेशी को सीसे की तरह – भारी, सघन और

ठोस, और वसा को स्पंज की तरह- घुमावदार और फ़ैला हुआ समझें। वज़न तौलने की मशीन पर ज़्यादा मांसपेशी वाले एक पतले व्यक्ति का वज़न कम मांसपेशी वाले एक मोटे व्यक्ति से कम हो सकता है। मांसपेशी हमेशा मांसपेशी रहेंगी और वसा हमेशा वसा रहेगा। आप वसा को जला सकते हैं और मांसपेशियों को बना सकते हैं। जब आप फ़ैट बर्न करते है तो वास्तविक तौर पर आप अपने फ़ैट सेल्स का आकार कम कर रहे होते हैं, उस ऊर्जा का उपयोग करके जो उस में जमा है। जब कोई वज़न कम करने के लिए कहता है तो मैं इसे वसा कम करना समझती हूँ, बिना मांसपेशी कम किये।

बेसल मेटाबॉलिक दर या बी एम आर वह दर है जिस दर से शरीर कैलोरी जलाता है, जब आप आराम कर रहे होते हैं। यह जीवित रहने के लिए आवश्यक न्यूनतम कैलोरी की मात्रा है। कुल जली हुई कैलोरी में से 70 प्रतिशत कैलोरी को जलाने के लिए बी एम आर ज़िम्मेदार हो सकता है।

आपका बी एम आर उम्र के साथ कम हो जाता है। **जब आप 20 साल के हो जाते हैं, आपका बी एम आर हर साल 1 प्रतिशत कम हो जाता है।** हर साल अपनी पंसद का भोजन करना और पतले रहना मुश्किल हो जाता है। हर साल फिट और पतले रहने का कार्य 1 प्रतिशत मुश्किल होता जाता है। आपका शरीर धीमे काम करने लगता है और आपको उसके अनुरूप अपने भोजन में परिवर्तन करने होंगे। आपकी मांसपेशियां बनना उसी दर से कम हो जाती है और दुख की बात यह है कि आपका फ़ैट उम्र के साथ बढ़ने लगता है। इसलिए आपको हर साल 1 प्रतिशत कम भोजन करना और हर साल 1 प्रतिशत ज़्यादा व्यायाम करना शुरु कर देना चाहिए।

बढ़ती उम्र को रोकने के लिए व्यायाम बहुत आवश्यक है। वक्त के साथ, आप अनेक किस्म की गतिविधियों जैसे भारोत्तोलन (वज़न उठाना), और प्रतिरोध प्रशिक्षण के अन्य रूपों से मसल मास प्राप्त कर सकते हैं। अगर आपका मुख्य उद्देश्य मोटा होना है तो आपकी

मांसपेशियों का भार बढ़ने की संभावना है, जो आपका कुल वज़न बढ़ा सकता है। जितना ज़्यादा मांसपेशियों का भार होगा कैलोरी बर्न करना उतना ही ज़्यादा आसान होगा, जो अंत में बी एम आर को बढ़ाने का कारण होता है। शारीरिक व्यायाम सिर्फ़ कैलोरी को जलाकर वज़न कम करने को प्रभावित नहीं करता, बल्कि यह बेहद महीन ऊतकों का निर्माण करके शरीर के बी एम आर को भी बढ़ाता है।

इस प्रोग्राम के पहले दिन से आपको व्यायाम करने की कोशिश शुरु कर देनी चाहिए। व्यायाम करने का मतलब जिम में पसीना

अपने बी एम आर की गणना करें

महिला

655 + (9.6 X किलो में वजन) + (1.8 X सेंटीमीटर में कद) – (4.7 X वर्षों में आयु) ⊠ बी एम आर

पुरुष

66 + (13.7 X किलो में वज़न) + (5 X सेंटीमीटर में कद) – (6.8 X वर्षों में आयु) ⊠ बी एम आर

बहाना नहीं है। आपको कुछ ऐसा ढूंढ़ना है जो आपको पंसद है और आपके लिए काम करता है। हालांकि मैं योग और धीमे टहलने को व्यायाम में शामिल नहीं करती। यह एक हृदयवाहिनी (कार्डिओवैस्क्युलर) गतिविधि होनी चाहिए, कुछ ऐसा जो आपके दिल की धड़कन को तेज़ करे लेकिन फिर भी आपकी सांस ना फूले।

मैं हर दिन नये तरह का व्यायाम करती हूँ। सोमवार को मैं अपने दोस्तों के साथ जोरबाग में साइकल चलाती हूँ, मंगलवार को दौड़ती हूँ, बुधवार को ऐरोबिक्स करती हूँ, और गुरुवार को डांस करती हूँ। मेरा मानना है कि अनेक प्रकार के व्यायाम मुझे केंद्रित और ख़ुश रखते हैं।

बेशक, आप भी अपनी पसंद की कोई गतिविधि चुन सकते हैं। मैं आपको यह ट्रेनर के साथ करने की सलाह दूँगी क्योंकि आपके हतोत्साहित होने पर एक ट्रेनर आपको प्रेरित कर सकता है। अधिकतम फ़ैट बर्न करने के लिए, मैं आपको उस व्यायाम को आपके आहार के साथ 30 मिनट तक जोड़ने की सलाह दूँगी। यह सिर्फ़ शुरु करने के लिए है। आपको इसे बढ़ाकर 1 घंटा प्रतिदिन करना है- धीरे-धीरे बढायें। विवेक से काम लें और व्यायाम एक बार में ज़्यादा ना करें, धीरे-धीरे बढायें।

अनुशंसित खाद्य पदार्थ

संतुलित आहार के बारे में ग़लतफ़हमी

हर कोई जानता है कि 'संतुलित आहार' क्या है। हालांकि कोई इसका पालन नहीं करता वरना मेरे पास रोज़ इतने लोग नहीं आते। सीधे शब्दों में कहें, तो संतुलित भोजन का अर्थ है कि आप हर खाद्य समूह से सही मात्रा में भोजन का चयन करें। यह स्वस्थ आहार का महत्त्वपूर्ण सिद्धांत है- व्यापक विविधता में से भोजन करना।

संतुलित आहार आवश्यक है क्योंकि विभिन्न प्रकार का भोजन विभिन्न पोषक तत्त्व प्रदान करता है। अगर हम सिर्फ़ कार्बोहाइड्रेट खायेंगे तो विटामिन, मिनरल और फ़ाइबर की कमी हो जाएगी जो सिर्फ़ सब्ज़ियों मे पाया जाता है। मैं लोगों को हमेशा कहती हूँ कि एक बार आपका अतिरिक्त वज़न कम हो जाये तो आपको अपने पसंदीदा भोजन को त्यागने की आवश्यकता नहीं होगी। जब तक आपका पूरा भोजन संतुलित है और उसमें पौष्टिक तत्त्व और फ़ाइबर प्रचुर मात्रा में है, तो कभी-कभी चीज़ बर्गर खाने में कोई हर्ज़ नहीं हैं।

खाद्य समूह

1. कार्बोहाइड्रेट ऊर्जा का स्रोत है। इनमें स्टार्च और शुगर शामिल हैं, हालांकि हमारा शरीर स्टार्च को पचाता है और उसे शुगर में परिवर्तित कर देता है।
2. प्रोटीन बढ़ोतरी और पुनरिर्माण के लिए आवश्यक तत्त्वों का स्रोत है। इन्हें पूर्ण और अपूर्ण प्रोटीन में विभाजित किया गया है। पूर्ण प्रोटीन दूध, पनीर, अंडे (खासतौर पर सफ़ेद भाग), सोया बीन, मूंगफली, मछली, और पोल्ट्री में पाया जाता हैं।
3. फ़ैट भी हमें ऊर्जा प्रदान करता हैं और फ़ैट मे घुलनशीन विटामिन होते हैं। यह खाद्य समूह में सबसे ज़्यादा ऊर्जा प्रदान करने वाले होते हैं, हालांकि फ़ैट की अधिक मात्रा पाचन विकारों, और दीर्घकालीऩ स्वास्थ्य समस्याओं, जैसे उच्च रक्तचाप और हृदय रोगों का कारण हो सकती है।
4. विटामिन आपको स्वस्थ रखने के लिए बहुत कम मात्रा में आवश्यक होते हैं।
5. मिनरल्स स्वस्थ दांतों, हड्डियों, मांसपेशियों, आदि के लिए आवश्यक होते हैं।
6. फ़ाइबर आपकी आंतों को सही ढंग से कार्य करने में मदद करने के लिए आवश्यक होता है।

हालांकि समय के साथ जैसे-जैसे हमारे भोजन के साथ छेड़खानी और परिवर्तन हुआ, संतुलित आहार ने अपना अर्थ खो दिया। पहले लोग स्थानीय ख़रिदारी करते थे और स्थानीय रूप से उगाई गई वस्तु ख़रीदते थे। इस कारण वे साल भर विविध प्रकार का आहार ग्रहण करते थे। प्रोटीन और वसा के साथ कार्बोहाइड्रेट में उच्च आहार लेना स्वस्थ रहने के लिए एक अच्छा तरीका था, और इसका अभिप्राय यह था कि आप विभिन्न मौसमी सब्ज़ियां और फल खा रहे होंगे। खाद्य प्रसंस्करण, बड़े पैमाने पर उत्पादन और रिफ़ाइनिंग ने यह सब बदल दिया है। पिछले 50 सालों में संतुलित आहार वास्तव में कम

महत्त्वपूर्ण हो गया है, और स्वस्थ रहने के लिए सिर्फ़ संतुलित आहार लेना पर्याप्त नहीं रह गया है। हालांकि एक संतुलित प्राकृतिक आहार स्वास्थ्यवर्धक है। आजकल, हमें यह स्पष्ट करने की आवश्यकता है कि हम कौन से कार्बोहाइड्रेट का सेवन कर रहे हैं। इसलिए आमतौर पर प्रयोग किया जाने वाला आटा आपके लिए उचित नहीं है क्योंकि यह साधारण कार्बोहाइड्रेट है, जबकि रागी, बकवीट और साबुत अनाज अच्छे हैं क्योंकि ये कॉम्पलेक्स कार्बोहाइड्रेट हैं।

मेरी डाइट शरीर के लिए आवश्यक कार्बोहाइड्रेट, मिनरल्स, और प्रोटीन की सही मात्रा को विभाजित कर देती है। यह कैलोरी में कम, फ़ाइबर में उच्च और पूरी तरह से पौष्टिक आहार है। साथ ही यह एक पूर्णतः संतुलित आहार है जिसमें अधिकांश खाद्य समूह भोजन में शामिल हैं। कुछ चीज़ें जो वज़न घटाने के लिए अनुकूल नहीं हैं, मैंने उन्हें इस डाइट में शामिल नहीं किया है। यह छोटा सा चैप्टर इस बारे में है कि आपको अपने फ्रिज को किस चीज़ से भरना है और क्या चीज़ आपके लिए सख़्त मना है।

जो आप नहीं खायेंगे

1) **मछली** – गहरे रंग की और तैलीय मछली नहीं खानी है, जैसे कि सैमन, हिल्सा, टूना और मैकरल क्योंकि ये बहुत मोटा करने वाली होती हैं। एक बार जब आप प्रोग्राम पूरा कर लें तो आप इन्हें खा सकते हैं लेकिन फ़िलहाल आपको इनसे दूर रहना है।

2) चिकन - मैं बहुत ज़्यादा चिकन खाने की सलाह नहीं देती क्योंकि इसमें बहुत अधिक मात्रा में वसा होता है और यह वज़न कम करने के लिए बिल्कुल उपयुक्त नहीं है। अगर आप इसके बिना नहीं रह सकते तो मैं आपको सलाह दूँगी कि सिर्फ़ आगे का भाग (ब्रेस्ट) ख़रीदें, टांग नहीं, और फ़ैट हटाने के लिए इसे अच्छी तरह से उबालें।

3) **दालें** – मैं दाल की सलाह नहीं देती क्योंकि यह वज़न कम करने में सहायक नहीं है। दाल में 70 प्रतिशत स्टार्च होता है। जब आप दाल को फ्रिज में रख देते हैं तो क्या होता है? यह जम जाती है और इस पर एक सफ़ेद परत बन जाती है। वह स्टार्च होता है। हालांकि अगर आप वज़न बढ़ाना चाहते हैं तो दाल, राजमा, चना और लोबिया आपके लिए उपयुक्त हैं।

4) **फल** – पपीता, तरबूज़, आम, लीची, चीकू, अंजीर, या अनान्नास आपको नहीं खाना है। इनमें चीनी की मात्रा अधिक होती है या इनमें कृत्रिम मिठास डाली जाती है (पपीता इसका उपयुक्त उदाहरण है)। और ये भी याद रखें कि फलों के रस भी नहीं पीने हैं।

सलाह

याद रखें फल का जूस पीने से बेहतर है कि आप पूरा फल खायें। पूरे फल में आपको जूस से ज़्यादा पौष्टिक तत्त्व मिलेंगे। छिलके फलों के जीवन की जैविक गतिविधियों का महत्त्वपूर्ण हिस्सा होते हैं और साथ ही उनमें अधिक फ़ाइबर होता हैं। जब उनका जूस निकाला जाता है, तब उनका छिलका हटा दिया जाता है, जिससे सबसे महत्त्वपूर्ण हिस्सा बाहर रह जाता है। फल का गूदा भी फ़ाइबर और अन्य पौष्टिक तत्त्व का महत्त्वपूर्ण स्रोत होता है। संतरे का सफ़ेद गूदे वाला भाग उसके फ़्लेवनॉइड्स (पौधे में प्राकृतिक रूप से पाए जाने वाले ऐंटीऑक्सीडेंट्स) का प्राथमिक स्रोत होता है। संतरे का रस भरा भाग विटामिन सी का स्रोत होता है। संतरे का जूस निकालते समय उसका सफ़ेद भाग रह जाता है और फ़्लेवनॉइड्स नष्ट हो जाते हैं।

5) **सब्ज़ियां** – आलू, अरबी, शकरकंद, पका हुआ चुकंदर, या रतालू नहीं खाना है। इनमें चीनी और स्टार्च की मात्रा ज़्यादा होती है।

6) **प्रोबायोटिक दही** – मैं प्रोबायोटिक दही की सलाह नहीं देती क्योंकि यह बहुत कृत्रिम होता है। अगर आप इसका पैकट खोलकर देखेंगे तो आप पायेंगे कि इसमें बिल्कुल भी पानी नहीं होता जो दही में होना चाहिए। स्किम्ड मिल्क का प्रयोग करके दही घर पर जमायें।

7) **तेल** – हम जो कुछ भी खाते हैं उसमें पहले से ही अदृश्य वसा मौजूद होता है। सभी खाद्य प्रदार्थ, धनिया से लेकर आलू से लेकर चावल सब में कुछ प्रतिशत वसा होता है। अदृश्य वसा हमारे भोजन में दैनिक वसा ग्रहण करने का एक बड़ा हिस्सा होता है। यह एक पूरी तरह वसा रहित आहार है इसलिए हम प्रत्यक्ष रूप में वसा, जैसे रिफ़ाइन्ड तेल, मक्खन, घी, पनीर आदि को नहीं खायेंगे और सिर्फ़ अप्रत्यक्ष वसा पर निर्भर रहेंगे। इस डाइट में जो भी हो, तेल का उपयोग नहीं होगा (लेकिन यह तब तक है जब तक आप डाइट पर हैं)।

तेल के बिना खाना पकाना

जब मैं अपने क्लाइंट्स को बताती हूँ कि इस डाइट में वे जो भोजन करेंगे उसमें तेल कम इस्तेमाल होगा, तो सामान्यतः सब लोग उलझन में पड़ जाते हैं। 'लेकिन आप तेल के बिना कैसे खाना पका सकते हो?' यह सवाल मुझसे हमेशा पूछा जाता है। और जब मैं उन्हें बताती हूँ कि बिल्कुल पकाया जा सकता है, तो मुझसे तुरंत पूछा जाता है कि मैं खाने को भाप से या उबाल कर बनाने को कह रही हूँ। लेकिन मैं इसमें ऐसा कुछ नहीं कर रही। पोचिंग (गरम पानी में तलना) की पुरानी तकनीक याद है? यह पूरी तरह से पानी में बनी होती है।

तेल के बिना हमारा काम नहीं चल सकता। हम प्रत्येक चीज़ पकाने में इसका प्रयोग करते हैं। जबकि कुछ सालों में, मैंने इस बात की अनुभूति की है कि आप बिना तेल की एक बूंद का प्रयोग किये खाना पका सकते हैं, और बहुत अच्छा! मेरे क्लिनिक के कैफ़े में बनने वाला सारा खाना बिना तेल के बनता है और मुझे कभी इसके स्वादिष्ट ना होने की शिकायत नहीं मिली। हालांकि अगर आपको तेल का प्रयोग करके भोजन पकाने की आदत है तो इसकी मात्रा कम करके इसके प्रयोग को धीरे-धीरे कम करें। आपको स्वस्थ रहने के लिए उबला हुआ और नीरस भोजन करने की आवश्यकता नहीं है। मैं आपको बताती हूँ कि मैं कैसे भोजन पकाती हूँ। यह सिर्फ़ आपको यह दिखाने के लिए है कि आपको कैसे शुरुआत करनी है।

आपको एक अच्छे नॉन-स्टिक पैन की आवश्यकता है। उसमें थोड़ा सा पानी डालें और फिर प्याज़, लहसुन और आपको जो कुछ भी डालना है डालें। पकने तक धीमी आंच पर चलाते हुए पकाते रहें। अगर पानी सूख जाता है तो आप थोड़ा-सा और डाल सकते हैं। फिर मसाला मिलाएं और चलाते रहें ताकि यह जल ना जाये। एक बार जब मसाला पक जाये तो आपको जो भी बनाना है वो डाल दें, जैसे फूलगोभी, गाजर आदि। यह इतना आसान है। तरीका यह है कि इस पर नज़र रखें और बार-बार चलाते रहें। नीचे 3 स्वादिष्ट बिना तेल के व्यंजनों की विधि आपके बनाने के लिए दी हुई है।

टमाटर और आम्बी का रसम

4 से 6 लोगों के लिए

आवश्यक सामग्रीः

1/2 किलो टमाटर

1 या 2 छोटी आम्बी

1 चम्मच दाल

1/2 चम्मच राई

1 चम्मच करी पत्ता

1/4 अदरक का टुकड़ा

2 या 3 लहसुन की कली

1/4 चम्मच हींग

1/4 चम्मच मेथी दाना (भुना और पिसा हुआ)

2 या 3 सुखी कश्मीरी मिर्च

100 ग्राम ड्रमस्टिक (2 इंच के टुकड़ों में कटी हुई)

100 ग्राम बीन्स

100 से 150 ग्राम कद्दू (1 इंच के टुकड़ों में कटी हुई)

- टमाटर, आम्बी और दाल को एक साथ उबालें
- राई, करी पत्ते, मेथी दाना और कश्मीरी मिर्च को एक साथ भूनें और अलग रख दें।
- एक पैन में अदरक, लहसुन और हींग को एक साथ भूनें।
- उबले हुए टमाटर, आम्बी और दाल के मिश्रण को इसमें डालें।
- 30 से 45 मिनट तक धीमी आंच पर हिलाते हुए पकायें।
- नमक, हल्दी और थोड़ा धनिया पाउडर मिलायें।
- अगर आपको इसे ज़्यादा खट्टा करना है तो 1/2 कप इमली का पानी मिलायें।
- भुने हुए मसाले मिलायें तथा थोडी देर और पकायें।
- दालचीनी, बीन्स, और कद्दू को धनिये के दाने, लहसुन, अदरक, एक चुटकी नमक और कश्मीरी मिर्च के साथ सूखा भूनें।
- आंच बंद करें और भुनी हुई राइ और करी पत्ते को मिलायें। इन सब्जियों को रसम में मिलायें।
- गरम करें और खायें।

सेलेरी स्टॉक में बना वेजिटेबल सूप

एक व्यक्ति के लिए (250 मि.ली.)

आवश्यक सामग्रीः

300 मि.ली. पानी (50 मि.ली. अतिरिक्त है)

4 सेलेरी स्टॉक बिना पत्तियों के (कटी हुई)

1/4 चम्मच धनिया

थोड़ा सा हरा धनिया

पैपरकॉर्न

लेमनग्रास

ताज़ा भूना हुआ लहसुन

नमक

हरी मिर्च (इच्छानुसार)

धनिया

- एक पैन में सभी सामग्री को तेज आंच पर उबालें। उबाल आने पर आंच धीमी करें और उसे ढक्कन से ढक दें। कम से कम 30 मिनट तक पकायें, अन्यथा यह डिशवॉटर की तरह लगेगा।
- सारा पानी निकाल दें और आपका स्टॉक तैयार हो जायेगा।
- अपनी पसंद की सब्ज़ियाँ काटें।
- नीबू का रस और फ्रेश पैपरकॉर्न, लेमनग्रास, लेमनरिंड, ताज़ा धनिया, और नमक (स्वादानुसार, और साथ ही रात के भोजन के लिए सूप है तो इसमें नमक की मात्रा कम होनी चाहिए)।

भुने हुए वेजिटेबल कबाब

(ब्रेड या आटे के बाइंडिंग एजेन्ट के बिना)

आवश्यक सामग्रीः

2 से 3 प्याज़

3 गाजर

1 छोटी पत्ता गोभी

300 से 400 ग्राम पालक के पत्ते

200 ग्राम कद्दू

1 छोटी फूल गोभी

1 चुटकी मेथी दाना

ताज़ा हरा धनिया

भुनी हुई दालचीनी

भुना हुआ जीरा

2 या 3 लहसुन की कली (भुनी और कटी हुई)

1 से 2 छोटी हरी इलायची

1 बडी इलायची

1 जायफल

1 स्टार ऐनिस

नमक

- सारी सब्ज़ियों को घिस लें या बारीक काट लें और धीमी आंच पर भूनें, ज़रूरत पड़ने पर पानी का प्रयोग कर सकते हैं।
- ऊपर बताये गये मसालों को मिलायें और हल्का सा पकायें। अच्छी तरह मिलायें।
- थोड़े से मिश्रण को हाथ में लेकर दोनो हाथों से धीरे-धीरे गोल बनायें।
- उन गेंदों को 30 मिनट के लिए रेफ्रिजरेटर में रख दें।
- अपने ओवन को 175 डिग्री सेल्सियस पर गर्म करें।
- एक ऐल्यूमीनियम फ़ॉइल बिछायें और कटोरियों को उस पर रखें।
- 10 से 12 मिनट के बाद उन्हें बाहर निकालें। अपने हाथ पर रखें और हल्के से दबाव के साथ बिना पकी साइड से वापस ओवन में रखें।
- पक जाने पर बाहर निकालें और कच्चे प्याज़ और पोदीने की चटनी के साथ परोसें।

दलिया

1 कप के लिए

आवश्यक सामग्रीः

1 चम्मच दाल भीगी हुई

भुना हुआ दलिया

1 या 2 भुनी हुई लहसुन की कलियां

1 मुट्ठी मटर

आधा फूल गोभी

1 गाजर (मध्यम आकार में कटी हुई)

1 से 2 प्याज़ (बारीक कटी हुई)

अदरक स्वाद अनुसार

1 तेज पत्ता

जीरा (भुना हुआ)
1 साबुत कश्मीरी मिर्च
1 या 2 इलायची (भुनी हुई)
1 दालचीनी
थोड़ी काली मिर्च (भुनी हुई)
1 स्टार ऐनिस
हल्दी
नमक स्वाद अनुसार

- थोड़े से पानी में प्याज़ को भूनें, और फिर उसमें अदरक, लहसुन, मसाले, और हरी मिर्च मिलायें
- हल्का भूरा होने तक भूनें, और फिर दो घंटे पहले भिगोई हुई दाल मिलाएं। चलाएं और अच्छी तरह मिलाएं।
- 1 कप पानी डाल कर उबालें। हल्दी डाल कर ढक दें। बीच-बीच में चलाते रहें, जब तक पक ना जाये।
- पहले से उबला और भुना हुआ दलिया डालें।
- कटी हुई सब्जियां मिलाएं। स्वाद अनुसार पानी मिलाएं, चलाएं, नमक मिलाएं, और फिर ढक दें।

चॉकलेट तिरामिसू

आवश्यक सामग्री

100 मिली ग्राम घर का बना पनीर (स्किम्ड मिल्क से बना)
4 पीस शुगर फ्री डार्क चॉकलेट
1/4 चम्मच क़ॉफी
1 चम्मच कोको पाउडर
1 1/2 चम्मच स्प्लेंडा
100-200 मिली ली. दूध
1/4 चम्मच ओट ब्रान (गाढ़ा करने के लिए)
1 बूंद वनिला ऐसेंस
2 शुगर फ्री ब्रिटैनिया ओट कुकीज़
काजू (ऐच्छिक)

चॉकलेट सॉस के लिए :

- 3 से 4 चम्मच कोको पाउडर थोडे से दूध में मिलाएं।
- 100-150 मिली ग्राम दूध उबालें, चॉकलेट के दो पीस मिलाएं, आधा चम्मच स्प्लैंडा और एक चुटकी कॉफ़ी। गाढ़ा करने के लिए ओट ब्रान मिक्स को 1 चम्मच ठंडे पानी में मिलाएं। अच्छी तरह फेंटें।
- इसे उबालें और कोको पाउडर मिश्रण को मिलाएं। अच्छी तरह मिलाएं और सुनिश्चित करें कि इसमें गाठें ना पड़ें।
- आंच बंद कर दें और वनिला ऐसेंस, लेमन रिंड, एक चुटकी दालचीनी पाउडर मिलाएं और एक ओर अलग रख दें।

कॉटेज चीज़ मिक्स के लिए

- पिघली हुई चॉकलेट के दो पीस पनीर में मिलाएं। ब्लेंडर में चलाकर सुनिश्चित करें कि पनीर में गाठें ना पड़ें।
- कॉफी और कोको डालें। अच्छे से मिलाएं, वनिला ऐसेंस, लेमन रिंड, एक चुटकी दालचीनी पाउडर मिलाएं।

दोनों को मिलाएँ

- एक सर्विंग कटोरी में आधी चॉकलेट सॉस डालें,1 ओट कुकी डालें और कॉटेज चीज़ मिक्स से लेयर बनायें। और फिर बची हुई चॉकलेट सॉस से लेयर बनाएं
- किसे हुए अखरोट से सजाएं।
- ठंडा करें और परोसें।

आप क्या खा सकते हैं

1) **फल** – फलों में अक्सर ताज़े भारतीय फल खाने की सलाह देती हूँ क्योंकि आयात किए हुए फलों में शकर और रसायन पंप किये गये होते हैं। कुछ फल आपके लिए तब अच्छे हैं जब आप डाइट पर हैं :

- ग्रैनी स्मिथ ग्रीन ऐप्पल, क्योंकि इनमें कम से कम कैलोरी होती हैं (30 कैलोरी) या सुंदर सुनहरे शिमला सेब (50

कैलोरी)। अन्य सेबों में 150 कैलोरी होती है। कश्मीरी सेबों में लगभग 100 कैलोरी होती है। लाल रंग के सेब भी अच्छे होते है।

- नारंगी या पोमेलो (चकोतरा) अकेला ऐसा फल है जो आपको नेगेटिव कैलोरी देगा।
- कीवी (80 कैलोरी) ऐंटीऑक्सीडेंट्स में समृद्ध होता है।
- अमरुद मेरा प्रिय फल है। यह भारतीय फल आपको सभी पौष्टिक तत्त्व देता है।
- मौसमी, संतरे, और छोटी नाशपाती।
- घर पर उगाई गयी स्ट्रॉबेरी और गूज़बेरी
- चेरी
- नाशपाती

2) **साबुत अनाज** – रिफ़ाइंड (परिष्कृत किया) अनाज या आटे में चोकर (अनाज का कठोर ऊपरी हिस्सा जिसमें सबसे ज़्यादा पौष्टिक तत्त्व होते हैं) नहीं होती। जब इन खाद्य पदार्थों को ग्रहण किया जाता है तो शर्करा का स्तर बहुत जल्दी बढ़ जाता है। शरीर, रक्त शर्करा के स्तर को कम करने के लिए अतिरिक्त इंसुलिन का उत्पादन करता है। अगर यह लंबे समय तक चलता रहता है तो शरीर अधिक मात्रा में इंसुलिन का उत्पादन करता रहता है और आमतौर पर इंसुलिन प्रतिरोध विकसित कर लेता है। उच्च फ़ाइबर कार्बोहाइड्रेट धीरे-धीरे ग्लूकोज़ बनाते हैं और आपको रेशेदार तत्त्व प्रदान करते हैं। ग्लूकोज़ का धीरे निकलना इस बात को सुनिश्चित करता है कि आप लम्बे समय तक पेट भरा हुआ महसूस करेंगे और रेशेदार तत्त्व आपका पेट साफ़ रखने में मदद करते हैं।

मैं आपको साबुत अनाज को अपने जीवन का हिस्सा बनाने की सलाह देती हूँ।

याद रखें कि बाज़ार में साबुत अनाज की ब्रेड जैसी कोई चीज़ नहीं है। हर ब्रेड को जुड़े रहने के लिए आटे की आवश्यकता होती है अन्यथा वे छूते ही चूर-चूर हो जाएगी।

3) **बाजरा** – एक विभिन्न अनाज की फ़सल, बाजरा अपने उच्च प्रोटीन, नॉन-ग्लूटनस, कम कैलोरी कन्टेंट और विशाल पोषण तत्त्व के लिए शानदार हैं। दूसरे शब्दों में कहें तो यदि आपको कार्बोहाइड्रेट से पोषण चाहिए (बिना स्टार्च के) तो बाजरा इसका जवाब है। आप सिर्फ़ अपना वज़न ही कम नहीं करते बल्कि इसके पोषण तत्त्व बहुत ही स्वास्थ्यवर्धक हैं।

आप बाजरा, ज्वार, रागी और नचनी बाजरा खा सकते हैं। ये कोलेस्ट्रॉल को सोखते हैं और ये बाइल के स्राव को बढ़ाने में मदद करता है जो वसा को घुलनशील बनाता है।

बाजरा कैसे पकायें?

बाजरा पके हुए अनाज तथा कैसरोल, ब्रेड और स्टू में स्वादिष्ट लगता है। आप इसे साइड डिश या फिर फिर हल्की भुनी सब्ज़ियों या बीन्स के साथ खा सकते हैं या फिर आप इसे स्नैकस या ब्रेकफ़ास्ट सीरियल की तरह भी खा सकते हैं। यह अनाज आमतौर पर चावल से बनने वाली डिश के किसी भी मसाले या शाक के साथ अच्छी तरह मिल जाता है और स्वादिष्ट स्वाद और रूप के लिए इसे किनोआ और ब्राउन या रेड राइस के साथ भी मिलाया जा सकता है। बाजरे को पकाने के लिए कई विविध तरीके हैं। एक सामान्य सिद्धांत यह है कि पानी के तीन भाग और अनाज का एक भाग प्रयोग करें, अनाज को उबलते पानी में डालें, धीमी आंच पर 30 मिनट तक ढक कर पकायें या फिर जब तक पानी पूरी तरह सूख ना जाये। आंच से हटा लें और भाप में पकने दें, 10 मिनट और ढका रहने दें।

बाजरे का स्वाद उसे पकाने से पहले हल्का सा भून लेने से

और भी अधिक बढ़ जाता है, 3 मिनट तक उसे लगातार चलाएं, या फिर एक हल्की सुगंध आने तक चलाएं।

बाजरे को कैसे स्टोर करना है

इस अनाज को अच्छी तरह बंद किये हुए कंटेनर में साफ़ और सूखी जगह पर रखें (अच्छा होगा यदि काँच का हो)। पिसने के बाद यह आटा बहुत जल्दी ख़राब हो जाता है इसलिए बेहतर है आप इसे प्रयोग करने से पहले ही पिसवायें।

4) **अंडे की सफ़ेदी** – यह प्रोटीन का बहुत अच्छा स्रोत है। इनमें कम्पलीट प्रोटीन होता है जिसका अर्थ है कि इनमें सारे आवश्यक नौ अमीनो ऐसिड होते हैं। अमीनो ऐसिड आपके लिए ज़रूरी है क्योंकि आपका शरीर इनका उपयोग करके प्रोटीन का पुनर्निर्माण करता है और क्षतिग्रत तंतु को रिपेयर करता है। मैं आपको सलाह दूंगी कि आप एक अंडे की सफ़ेदी प्रतिदिन खायें।

5) **मछली** – आप सारी वाइट, कम फ़ैट वाली मछलियां जैसे सी बास, सुरमई, सिंघाड़ा खा सकते हैं। ये कम प्रोटीन फ़ैट के अच्छे स्रोत हैं।

भोजन जो आपका वज़न कम करने में सहायक होगा

करी पत्ता – यह विषैले पदार्थ और फ़ैट को बाहर निकालता है, और शरीर में वसा भंडार को कम करता है। करी पत्ते को अपने प्रतिदिन के भोजन का हिस्सा बनाने से आपको वज़न कम करने में सहायता मिलेगी। 8 से 10 करी पत्ते अपने भोजन में रोज़ डालें। उन्हें बारीक काट कर पेय पदार्थों में मिलाएं या अपने भोजन के ऊपर डाल लें।

पत्ता गोभी – कच्ची या पकी हुई पत्ता गोभी, चीनी और अन्य कार्बोहाइड्रेट को फ़ैट में बदलने से रोकती है और वज़न कम करने में बहुत सहायक है।

लहसुन – वसा को जलाने वाला एक असरदार खाद्य पदार्थ है, क्योंकि इसमें सल्फर कम्पाउंड ऐलिसिन होता है जिनमें एंटी बैक्टीरियल प्रभाव होते हैं जो कोलेस्ट्रॉल और अस्वस्थ वसा को कम करते हैं।

अक्सर पूछे जाने वाले प्रश्न

मेरे क्लाइंट्स द्वारा मुझसे कई प्रकार के प्रश्न पूछे जाते हैं। लेकिन मैं कभी बुरा नहीं मानती। कुछ लोग ऐसी समस्याओं पर प्रकाश डालते हैं जिनके बारे में मैंने पहले कभी नहीं सोचा होता, और कुछ प्रश्न सर चकरा देते हैं। इस अध्याय में, मैं डाइट और वज़न कम करने के बारे में कुछ अक्सर पूछे जाने वाले सवालों के जवाब देना चाहती हूँ जो, आशा है, इस विषय पर विराम लगा देंगे।

प्रश्नः अगर मैं व्यायाम करुंगी तो क्या मेरा वसा मांसपेशियों में परिवर्तित हो जाएगा?

उत्तरः नहीं, कभी नहीं।

वसा कभी मांसपेशियों में परिवर्तित नहीं होगा और मांसपेशियां कभी वसा में परिवर्तित नहीं होंगी। इसका कारण यह है कि वसा और मांसपेशियां बिल्कुल अलग कोशिका संरचना (सेल स्ट्रक्चर) से बनी होती हैं और यह इतनी अलग होती हैं कि एक दूसरे में परिवर्तित नहीं हो सकती। लोग जब वर्क आउट करते हैं तो उन्हें ऐसा लगता है कि वसा मांसपेशियों में बदल रहा है और इसका कारण यह है कि जब आप वज़न उठाते है, दौड़ते है आदि तो आपकी मांसपेशियां विकसित होने लगती हैं और वसा की कोशिकाओं में मौजूद ऊर्जा का उपयोग होने के कारण वे सिकुड़ने लगती हैं, हालांकि आपका वसा वहीं रहता है जहाँ वह हमेशा से था। वर्क आउट का तुरंत प्रभाव यह होता है कि आप स्वस्थ और

कम खाने लगते हैं। कम कैलोरी की मात्रा ग्रहण करने के कारण आपका वसा का भंडार कम होने लगता है और वसा के कारण बनाये गए विस्तार में कमी आने लगती है। और दूसरी तरफ़ वर्क आउट से मांसपेशियां बनने लगती है और आप ज़्यादा दुबले और टोन्ड दिखने लगते हैं। अधिकतर लोगों को यह ऐसा लगता है मानो वसा मांसपेशियों में परिवर्तित हो रहा है।

प्रश्न: क्या सुबह का नाश्ता करने से डाइट करने में मदद मिलती है?

उत्तरः हाँ, इसलिए नहीं कि यह आपको दिन में कम भोजन करने में मदद करता है, लेकिन इसलिए क्योंकि यह आपको ऊर्जा देता है और आपको दिन में ज़्यादा सक्रिय बनाता है।

प्रश्न: अगर मैं तेल की मालिश करवाऊँ, तो क्या मेरी त्वचा तेल को सोख लेगी और मैं मोटी हो जाऊँगी?

उत्तरः यह सच है कि मुझसे यह प्रश्न पूछा गया है। लेकिन इस सवाल का जवाब है नहीं। यह जैविक रूप से असंभव है।

प्रश्न: जब मैं वर्क आउट करती हूँ तो मुझे पसीना बहुत आता है। यह अच्छी बात है ना? इसका मतलब है कि मेरा वज़न कम हो रहा है?

उत्तरः ग़लत। पसीना आना शरीर के तापमान में गिरावट होने का संकेत है। यह आपके शरीर के लिए एक थर्मोस्टेट की तरह कार्य करता है। आपको कितना पसीना आ रहा है के आधार पर आप यह नहीं बता सकते कि आपने कितना परिश्रम किया है। कुछ लोगों को अधिक वज़न, खराब कंडीशनिंग और अन्य कारणों की वजह से पसीना आता है। और हर किसी को गरम और सूखे मौसम में ठडे मौसम से ज़्यादा पसीना आता है, और अगर वे हल्के पतले कपड़ों की जगह मोटे कपड़े पहनेंगे, तब भी पसीना आएगा।

प्रश्न: क्या मैं बिना व्यायाम किये वज़न कम कर सकती हूँ और उसे संतुलित रख सकती हूँ? मुझे व्यायाम करना बिल्कुल पंसद नहीं है।

उत्तरः बिना व्यायाम किये वज़न कम करना और उसे बनाए रखना संभव है, लेकिन ऐसा करना बहुत मुश्किल है और लंबे समय में शायद ही सफल हो।

प्रश्न: मुझे कैसे पता चलेगा कि मैं मोटापे से ग्रस्त हूँ?

उत्तरः मोटापे को कुल शरीर के वसा के अतिरिक्त अनुपात के रूप में परिभाषित किया गया है। तो आपको कैसे पता चलेगा कि आप मोटे हैं? आमतौर पर इस सवाल का सबसे अच्छा जवाब आपको अपने डॉक्टर से पूछ कर मिल सकता है। या फिर अपने बॉडी मास इंडेक्स (बीएमआई) का हिसाब लगायें, जो कि वास्तव में आपके वज़न से ज्यादा महत्त्वपूर्ण है। एक व्यक्ति को तब मोटा माना जा सकता है जब उसका बीएमआई 30 के बराबर या उससे ज़्यादा हो।

अपने बीएमआई की गणना करें

$$\text{बीएमआई} \quad \frac{\text{किलोग्राम में वज़न}}{\text{मीटर में ऊँचाई}^2}$$

प्रश्न: वास्तव में कैलोरी क्या है?

उत्तरः ऊर्जा को कैलोरी में मापा जाता है। भोजन में कैलोरी की मात्रा वह ऊर्जा की मात्रा है जो आपका शरीर तब उपयोग करता है जब आप उस भोजन को खाते हैं। यदि आपको लगता है कि भोजन ईंधन की तरह है, तो ईंधन में ऊर्जा की मात्रा को कैलोरी में मापा जाता है।

प्रश्न: मुझे कितना व्यायाम करना चाहिए?

उत्तरः अध्ययन बताते हैं कि सबसे निष्क्रिय लोग भी अगर प्रतिदिन

30 मिनट या उससे अधिक शारीरिक गतिविधि करें तो वे महत्त्वपूर्ण स्वास्थ्य लाभ प्राप्त कर सकते हैं। सिर्फ़ 30 मिनट या उससे अधिक शारीरिक गतिविधि प्रतिदिन, लेकिन यह कम से कम है। सबसे अच्छे परिणामों के लिए अधिकांश दिनों में ऐरोबिक्स करना और हफ़्ते में दो या तीन दिन स्ट्रेंथ ट्रेनिंग करने का सुझाव दिया जाता है।

यदि आप बहुत समय से निष्क्रिय रहे हैं तो आपको कम मेहनत वाली गतिविधियां जैसे टहलना या तैराकी से शुरुआत करनी चाहिए। धीमी गति से शुरू करने से आपको स्वस्थ रहने में मदद मिलेगी, साथ ही आपके शरीर पर अधिक ज़ोर भी नहीं पड़ेगा। एक बार जब आप बेहतर शेप में आ जायें तो आप ज़्यादा परिश्रम वाले व्यायाम शुरू कर सकते हैं।

प्रश्न: मैं मोटी क्यों हूँ?

उत्तरः अगर आपको कोई हार्मोनल समस्या नहीं हैं तो आप जितनी कैलोरी बर्न करती हैं उससे ज़्यादा कैलोरी ग्रहण करती हैं।

प्रश्न: क्या डाइट सोडा में कम कैलोरी होती हैं?

उत्तरः जी हां उस में साधारण सोडा से कम कैलोरी होती हैं लेकिन हज़ारों अन्य नुकसानदायक तत्त्व जैसे कैफ़ीन, कृत्रिम मिठास, सोडियम और फ़ॉस्फोरिक ऐसिड होते हैं। कैफ़ीन डायुरेटिक होता है और जब आप ऐसा सोचते हैं कि डाइट सोडा आपकी प्यास बुझाएगा और पानी की पूर्ति करेगा, तो होता इसका उलटा है। अगली बार जब आपको प्यास लगे, तो डाइट सोडा की जगह पानी पियें।

प्रश्न: क्या मांसपेशियां बनाने से लचीलापन कम हो जाता है?

उत्तरः अगर आप स्ट्रेंथ ट्रेनिग करेंगे और अपने जोड़ों को उनकी पूरी रेंज में नहीं घुमायेंगे तो सच में आपका लचीलापन कम हो सकता है। लेकिन वास्तविकता में स्ट्रेंथ ट्रेनिग लचीलापन बढ़ा सकती है अगर आप अपने जोड़ों को सही तरह घुमायें। स्वयं को लचीला

बनाये रखने के लिए मांसपेशियां बनाने वाले व्यायाम के बाद स्ट्रेचिंग करें।

भाग

सी सी क्यू डाइट

⊠

पहला हफ़्ता

उद्देश्य: थोड़े सुधार और सूर्य के अनुसार भोजन करना

लक्ष्य: ⊠ से ⊠ ⊠/⊠ किलो वज़न कम करना

अब तक आपने पूरी तैयारी कर ली होगी, अपने लिए स्वस्थ खाने-पीने के सामान ख़रीद लिये होंगे, और यह सुनिश्चित कर लिया होगा कि आपके पास आवश्यकता के सभी खाद्य पदार्थ हैं। अगर आपको किराने की दुकान से ख़रीददारी करते हुए भूख लगे, तो संभावना है कि आप खाने के लिए कुछ ऐसा ख़रीद लेंगे जो स्वास्थ्यवर्धक ना हो। मुझे आशा है आप ने छोटे साइज़ की कट्लरी भी अपने लिए ख़रीद ली होगी। आपको कम मात्रा में भोजन करने का और आँखों से देखकर तृप्त होने का अभ्यास करना है।

अगर आप डाइट का 10 प्रतिशत अनुसरण भी पहले हफ़्ते में कर सकते हैं, तो आप अपने शरीर में एक बड़ा परिवर्तन देखेंगे। धीरे–धीरे इस पर काम करते हुए इसे 50 से 80 और फिर अंत में 100 प्रतिशत तक ले आयें।

याद रखें, कि यह एक आदर्श डाइट है और मैं समझ सकती हूँ कि अपनी वर्तमान जीवनशैली को पूरी तरह से परिवर्तित करना मुश्किल होता है। इसलिए धीरे-धीरे परिवर्तन करें और एक बार में एक ही कदम उठायें। अगर आप अब तक रात के 10 बजे भोजन कर रहे हैं तो इसे रात के 8 बजे करना शुरु कर दें। धीरे-धीरे

परिवर्तन करें और ऐसा करने से आपको डाइट को अपनाने में आसानी होगी।

पहले हफ़्ते में, मैं चाहती हूँ कि आप सिर्फ़ सही समय पर भोजन करने का काम करें। आपको इसे अपनी प्रथमिकता की सूची में सबसे ऊपर रखने की कोशीश करनी चाहिए। एक बार यह ठीक हो जाये तो पूरी डाइट अपने आप सही चलेगी। मैं आपको भूखा नहीं रखना चाहती और ना ही पहले हफ़्ते में आपकी डाइट को पूरी तरह से बदलना चाहती हूँ, क्योंकि हमारा शरीर अकस्मात् परिवर्तनों पर सही प्रतिक्रिया नहीं देता है। इसलिए बदलावों को धीरे करें और पहले सही समय पर भोजन करने की कोशिश करें।

पहला हफ़्ता आपके लिए सबसे मुश्किल होगा। आमतौर पर ये सात दिन ही तय करते है कि व्यक्ति इस डाइट पर टिका रहेगा या इसे छोड़ देगा। हालांकि पहला हफ़्ता आपकी कामयाबी के लिए महत्त्वपूर्ण है और आपको इसका सही तरह से पालन करने की कोशिश करनी चाहिए। आपको भूख लग सकती है, कभी-कभी चिड़चिड़ा महसूस कर सकते हैं क्योंकि आप कम कैलोरी ले रहे हैं, जो आपके शरीर के ईंधन का स्रोत है, इसलिए यह सुधार आपकी ऊर्जा को कम कर सकते हैं। आप बहुत आसानी से भोजन को देखकर ललचायेंगे और हर घंटे इस डाइट को छोड़ने का मन करेगा। अत्यधिक परिवर्तन ना करें। मैंने यहाँ जो प्रस्तुत किया है वह एक आदर्श भोजन करने का प्लान है। प्लान को अपनायें और धीरे-धीरे परिवर्तन करें।

लेकिन उस पर डटे रहें। सातवें दिन के बाद आपको बेहतर महसूस होगा। सात दिन के बाद आपको बदलाव दिखना शुरु हो जाएगा। आप ताकतवर और ज़्यादा ऊर्जावान महसूस करेंगे और अपने आपको पूरे प्रोग्राम के बाद देखने के लिए तैयार हो जाएंगे।

आपको अनुशासित और अपने लक्ष्य पर केंद्रित होना होगा। एक रात पहले ही अपने सुबह के नाश्ते और अन्य खाने को प्लान

करें। प्लान, प्लान और थोड़ी प्लानिंग और। तरकीब प्लानिंग करने और कोशिश करने में छुपी है। आप लड़खड़ा सकते हैं लेकिन घबराइये नहीं, आप सिर्फ़ समझदार हो रहे हैं और आप कामयाब होंगे अगर आपके प्रयास ईमानदार हैं।

पहले हफ़्ते में कामयाबी के लिए महत्त्वपूर्ण कारक

1) **अपने डॉक्टर से मिलें** – डाइट को शुरू करने से पहले, अपने डॉक्टर की सहमती लें। आपको कोई गंभीर बीमारी, लो बल्ड प्रेशर, या किसी और समस्या से पीड़ित नहीं होना चाहिए। यह कम कैलोरी की डाइट है और आपको ध्यान रखना है कि अगर आप कमज़ोर या बीमार हैं तो अपने आप पर ज़्यादा दबाव ना डालें। अपने डॉक्टर से हरी झंडी मिलने के बाद ही आपको शुरुआत करनी चाहिए।

2) **हर सुबह अपना वज़न तौलें** – आपको हर सुबह अपने वज़न को नोट करना है। इसे अपनी फ़ूड डायरी में लिखें। यहाँ से आप शुरु कर रहे हैं, और यहाँ से, अपने लक्ष्य तक पहुंचना है। कोशिश करें और इसे बिना चूके करें।

3) **अपनी फ़ूड डायरी रखें** – यह आपकी जवाबदेही के लिए है। आप जो भी खायें, उसे इसमें लिखना ना भूलें और इसमें झूठ ना लिखें। अन्यथा यह पूरी प्रकिया बर्बाद हो जायेगी।

4) **बताये गये समय पर भोजन करें** – सिर्फ़ इसी तरह से आप इस प्रोग्राम का पालन कर सकते हैं।

5) **अपने साथ हर जगह पानी ले जायें** – बिना सुस्ती और आलस महसूस किये वज़न कम करने के लिए आपको पानी की आवश्यकता होगी। पानी की पर्याप्त मात्रा के बिना आपके शरीर के लिए सुचारु रूप से काम करना मुश्किल होगा।

6) **नयी कट्लरी और पैन ख़रीदें** – आपको एक नये पैन की आवश्यकता होगी क्योंकि यह आपकी नो-ऑइल डाइट है। एक बूंद भी तेल नहीं। मैं चाहती हूँ कि आप अपने लिए एक नया पैन ख़रीदें क्योंकि जब आप अपने परिवार के लिए भोजन पकायेंगी तो उसमें तेल का प्रयोग करेंगी और मैं नहीं चाहती कि आपके आहार में उस तेल की एक बूंद भी मिले। अपना अलग पैन इस्तेमाल करके आप सुनिश्चित हो जायेंगी कि आपके खाने में तेल की एक बूंद भी नहीं है।

7) **अलग–अलग डिब्बे वाला टिफ़िन**– अगर आप कामकाजी हैं, कॉलेज जाती हैं, या बाहर जाना होता है तो एक अलग-अलग खानों वाला टिफ़िन ख़रीद लें। आपको उसमें दो प्रकार के कटे हुए फल ले जाने होंगे। आप सुबह के 9:30 बजे से लेकर हर आधे घंटे के बाद फल के दो टुकड़े खायेंगी। यह टिफ़िन इतना बडा होना चाहिए की इसमें पर्याप्त मात्रा में फल आ जायें।

8) **जल्दी सोयें** – आपको जल्दी सोने की आदत डालनी होगी ताकि अपने रात के भोजन के 4-6 घंटे के बाद आपको भूख ना लगे।

मील प्लान का फ़ॉर्मूला

जैस जैसे आप आगे बढ़ेंगे आपको पता चलेगा कि सभी मील प्लान एक फ़ॉर्मूले का पालन करते हैं। यह डाइट कार्बोहाइड्रेट, फ़ाइबर और प्रोटीन का बेहतरीन मिश्रण हैं। अगर आप कभी भूल जायें कि संतुलित आहार में कौन से तत्त्व होते हैं तो आप इस बॉक्स को पढ़ें। यहाँ मैं आपको एक सरल सा फ़ॉर्मूला बता रही हूँ, जिससे आप अपने आहार को स्वयं प्लान कर सकते हैं।

सुबह का नाश्ता

कैल्शियम + कार्बोहाइड्रेट + प्रोटीन
(स्किम्ड मिल्क + मल्टी ग्रेन ओट्स या ब्रेड + एग वाइट)

मिड–मॉर्निंग स्नैक्स

नेगेटिव कैलोरी
(हरा सलाद बिना ड्रेसिंग के)

दोपहर का भोजन

फ़ाइबर बेस्ड कार्बोहाइड्रेट + प्रोटीन + कैल्शियम
(होल ग्रेन रोटी या राइस + सब्ज़ी + दही)

मिड–आफ़्टरनून स्नैक्स

छुट-पुट भोजन!
(ग्रीन टी + मल्टीग्रेन क्रैकर्स + भूने चने / घर का बना दही)

रात का भोजन

कम कार्बोहाइड्रेट, कम मात्रा, कम कैलोरी
सूप + उबली सब्ज़ियां या उबला चिकन

9) **अपने खाद्य भंडार को भरें** – अपने खाने के भंडार को होल ग्रेन और स्वास्थ्य वर्धक खाद्य साम्रगी से पुनः भरें क्योंकि प्रलोभन हममें से बहुत कम लोगों के नियंत्रण में होता है। आपका परिवार एक हफ़्ते बिना कुरकुरे और भुजिया के रह सकता है।

आइए शुरु करते हैं। नीचे 2 आदर्श मील प्लान दिये गये हैं। जितना ज़्यादा हो सके इनका पालन करें। अगर आप इन पर डटे रहेंगे और इन्हें अपना लेंगे तो यह आपकी मदद करेंगे।

आपकी जगह

इस जगह का उपयोग अपने शुरुआती वज़न को रिकॉर्ड करने में करें

मेरा वज़नः ______________________

तारीख़ः

पहला हफ़्ता मील प्लान

समय	भोजन
उठते समयः सुबह 7 या 7:30बजे	ऐलो वेरा का जूस (आधा चम्मच जूस को आधे गिलास पानी में मिलायें) या ग्रीन टी / रेग्युलर टी (2 चम्मच स्किम्ड मिल्क, चीनी के बिना) + 3 बादाम (रात भर भिगाये हुए) आधा अखरोट
सुबह का नाश्ता 8 और 8:30 के बीच	100–150 मी.ली. दूध + 30 मि.ली. ओट्स बाइट्स या 10 से 15 ग्राम ओट्स/ दलिया
सुबह 9 बजे	फल के दो टुकड़े
सुबह 9:30 बजे	फल के दो टुकड़े
सुबह 10 बजे	फल के दो टुकड़े
सुबह 10:30 बजे	फल के दो टुकड़े
सुबह 11 बजे	हरा सलाद (बिना ड्रेसिंग के)
11:30 बजे	फल के दो टुकड़े
दोपहर का खाना 12 से 12:30 के बीच	1 (जौ का आटा + ओट बार्न) रोटी (बराबर मात्रा में) + एक कटोरी सब्ज़ी (तेल/मक्का/पनीर/आलू के बिना) + 1/2 कटोरी दही/पनीर लो फ़ैट मिल्क से बना (स्किम्ड मिल्क से बना)
दोपहर 1:30 बजे	फल के दो टुकड़े
दोपहर 2 बजे	फल के दो टुकड़े
दोपहर 2:30 बजे	फल के दो टुकड़े

समय	भोजन
शाम का नाश्ता 3 और 3:30 के बीच	ग्रीन टी/ रेग्युलर टी (2 चम्मच स्किम्ड मिल्क, चीनी के बिना) + 2 ओट्स के बिस्किट
शाम 4 बजे	फल के दो टुकड़े
शाम 4:30 बजे	फल के दो टुकड़े
शाम 5 बजे	फल के दो टुकड़े
शाम 5:30 बजे	फल के दो टुकड़े
रात का खाना 6: 30 और 7 बजे के बीच	200–250 मी.ली. वेजिटेबल सूप या हरा सलाद (बिना ड्रेसिंग के) + ओटमील ब्रेड के दो स्लाइस + आधा चिकन ब्रेस्ट या स्प्राउट्स

मील प्लान

समय	भोजन
उठते समय सुबह 7 या 7:30 बजे	30 मि.ली. वीट ग्रास जूस + 1/4 चम्मच फ़्लैक्स, सूरजमुखी, और कद्दू के बीज का मिश्रण या ग्रीन टी/ रेग्युलर टी (2 चम्मच स्किम्ड मिल्क, चीनी के बिना) + 1/4 चम्मच मेथी दाना (रात भर भिगाया हुआ)

समय	भोजन
सुबह का नाश्ता 8 और 8:30 के बीच	एक मल्टीग्रेन टोस्ट वेज/हरी चटनी के साथ + एक उबला हुआ एग वाइट या 100-150 मी.ली. दूध
सुबह 9 बजे	फल के दो टुकड़े
सुबह 9:30 बजे	फल के दो टुकड़े
सुबह 10 बजे	फल के दो टुकड़े
सुबह 10:30 बजे	फल के दो टुकड़े
सुबह 11 बजे	हरा सलाद (बिना ड्रेसिंग के)
11:30 बजे	फल के दो टुकड़े
दोपहर का खाना 12 से 12:30 के बीच	1 (रागी+ओट का आटा+ओट बार्न) रोटी (बराबर मात्रा में) या एक कप ब्राउन राइस + एक कटोरी मिक्स सब्ज़ियां (तेल/मक्का/पनीर/आलू के बिना) + आधा कटोरी दही (स्किम्ड मिल्क से बना)
दोपहर 1:30 बजे	फल के दो टुकड़े
दोपहर 2 बजे	फल के दो टुकड़े
दोपहर 2:30 बजे	फल के दो टुकड़े
शाम का नाश्ता 3 और 3:30 के बीच	ग्रीन टी/ रेग्युलर टी (2 चम्मच स्किम्ड मिल्क, चीनी के बिना) + आधा कप मुरमुरे + भूने हुए चने (बराबर मात्रा में मिले हुए) या दो मल्टी ग्रेन क्रैकर्ज
शाम 4 बजे	फल के दो टुकड़े

समय	भोजन
शाम 4:30 बजे	फल के दो टुकड़े
शाम 5 बजे	फल के दो टुकड़े
शाम 5:30 बजे	फल के दो टुकड़े
रात का खाना 6: 30 बजे और 7 बजे के बीच	200-250 मी.ली. वेजिटेबल सूप + उबला हुआ चिकन का सलाद + 1 टोस्ट (इच्छानुसार) या पनीर 250 मि.ली. (स्किम्ड मिल्क से बना) + हरा सलाद (बिना ड्रेसिंग के) या एक कटोरी उबली हुई सब्ज़ियां

पहले हफ़्ते का चौथा दिन आपके लिए महत्त्वपूर्ण होगा। अगर आप प्लान के अनुसार चल रहे हैं, तो आज के दिन आपका आधा किलो वज़न कम हो जायेगा। अगर आपको पानी के प्रतिधारण की समस्या है तो आपका पानी का वज़न पहले दो दिन में कम हो जायेगा। और सिर्फ़ इसके बाद ही आपका वसा जलना आंरभ होगा।

सातवाँ दिन

आप सप्ताह के अंत तक आ गये। अगर आप ने डाइट का सही तरह से पालन किया है और व्यायाम भी किया है तो आज के दिन आपका वजन 1 किलो से 11/2 किलो निश्चित रूप से कम हो गया होगा। यह तब होगा जब आप ने कोई बेईमानी नहीं की होगी। अपना वज़न तौलें और ख़ुद जांच करें। अगर आपका वज़न कम हो गया है तो अगले हफ़्ते तक जाने के लिए यह सबसे अच्छी

भावना है। परिणामों से ज़्यादा आपको आगे बढ़ने के लिए कोई और प्रोत्साहित नहीं कर सकता।

आपकी जगह

इस जगह का उपयोग करके अपना पहले हफ़्ते के अंत में आपका जो वज़न है वह लिखें

मेरा वज़न: ______________________________

तारीख़: ______________________________

पहले हफ़्ते के बाद जब मेरे क्लाइंट अपना वज़न तौलते हैं तो वे बहुत ख़ुश और उत्सुक हो जाते हैं। आमतौर पर अगर उन्हें पानी के जमाव की समस्या होती है तो वे 2 या 2 से ज़्यादा किलो वज़न कम कर लेते हैं। मुझे पता चल जाता है कि वे ईमानदार रहे हैं और उन्होंने नियम का पालन किया है।

पहले हफ़्ते के बाद, आप जो मानसिक और शारीरीक बदलाव खुद में महसूस करेंगे, वे हैं:

- एक किलो या उससे अधिक वज़न में कमी
- पेट में गैस की तकलीफ़ कम हो जाएगी
- आप में ज़्यादा ऊर्जा और ताक़त होगी
- आप सुबह ताज़ा महसूस करेंगे

ये सिर्फ़ कुछ फायदे हैं जो आप पहले हफ़्ते के बाद महसूस करेंगे। जैसे-जैसे आप आगे बढेंगे आपका शरीर इन परिवर्तनों का आदि हो जायेगा और फ़ायदे भी कई गुना बढ़ जायेंगे। तो अगर आप तैयार हैं, तो दूसरे हफ़्ते पर चलते हैं।

अगर आप नहीं कर सकते...

- सुबह जल्दी नहीं उठ सकते तो देर से सुबह का नाश्ता ना करें। आप सीधे 30 मिनट के बाद फल खाने वाले भाग पर आ सकते हैं। अगर आप सुबह के नाश्ते और दोपहर के भोजन के बीच में कम समय का अंतर रखेंगे तो फ़ूड ग्रुप क्लस्टर हो जायेगा, और मैं चाहती हूँ कि आप उससे बचें। लेकिन मैं पहले हफ़्ते आपके समय के लिए ज़्यादा सख़्त नहीं हूँ। आप चाहे तो इसमें 30 से 45 मिनट की देरी कर सकते हैं लेकिन याद रखें कि सुबह का नाश्ता सबसे महत्त्वपूर्ण भोजन है। धीरे-धीरे संपूर्णता पर आने की कोशिश करें। छोटे-छोटे बदलाव बहुत असर दिखायेंगे।

पहले हफ़्ते की चेक लिस्ट

✓ मैं समय पर भोजन करने की कोशिश कर रही हूँ।

✓ मैं हर 20 से 30 मिनट बाद फल खा रही हूँ ताकि मेरे शरीर को भूख लगने का मौका ना मिले।

✓ मैं खूब पानी पी रही हूँ, ख़ासतौर पर दिन के पहले भाग में।

✓ मैं व्यायाम कर रही हूँ।

☒

दूसरा हफ़्ता

उद्देश्यः अपने रात के भोजन को धीरे-धीरे कम करना

लक्ष्यः ☒☒/☒ किलो वज़न कम करना

दूसरे हफ़्ते तक आप काफी सफल हो चुके होंगे और आपका आत्म विश्वास बढ़ गया होगा। याद रखें कि यह एक आदर्श डाइट है, आप इस पर डटे रहें और धीरे-धीरे आप निपुण हो जायेंगे। यह बहुत अच्छी बात है कि आप वज़न कम करने की राह पर आगे बढ़ रहे हैं लेकिन अगर आपको लगता है कि आप हतोत्साहित हो रहे हैं तो - यह भोजन करने का प्लान आपको ठीक राह पर वापस लाकर वज़न कम करने के लिए फिर से प्रेरित महसूस करायेगा।

> याद रखें कि अगर आप इस डाइट का पालन 20 प्रतिशत भी कर सकते हैं तो आप अपने शरीर में एक बड़ा परिवर्तन देखेंगे। धीरे-धीरे इस पर काम करते हुए इसे 50 और फिर अंत में 100 प्रतिशत तक ले आयें।

दूसरा सप्ताह, आपके रात के भोजन को धीरे-धीरे कम करने के बारे में है। मुझे पता है, चाहे आपने जितनी भी कोशिश की हो, पहले हफ़्ते में आप एक बार तो अपना रात का भोजन ठीक समय पर करने में चूक ही गये होंगे। इसमें आपकी कोई ग़लती नहीं है और आपको इस पर शर्मिंदगी नहीं होनी चाहिए। आपको रात का भोजन इतनी जल्दी करने वाले लोग बहुत मुश्किल से ही मिलेंगे।

अधिकतर लोग इस समय अपने ऑफिस में होते हैं या घर वापस आ रहे होते हैं। और साथ ही बहुत सारे लोग 6 से 6:30 के समय को भोजन करने का समय समझते ही नहीं हैं। यह समय शाम के नाश्ते जैसे समोसा और रोल्स खाने का होता है। इस समय ऑफिस का काम बंद या धीमा हो जाता है और लोगों के लिए यह समय अपने आपको थोड़ा आराम देने का होता है। हालांकि हम कुछ अलग तरह से काम करेंगे।

रात का भोजन प्रतिदिन जल्दी करना, वज़न कम करने और अपनी कमर से कुछ इंच कम करने का सबसे आसान तरीका है। दिन के अंत में आपका शरीर उतना परिश्रम नहीं करता जितना वो दिन की शुरुआत में करता है, इसलिए शाम को कम कैलोरी बर्न होती है। रात के भोजन के बाद आप खाना बंद कर देंगे या कुछ हल्का खायेंगे। जैसा मैंने इस किताब के तीसरे अध्याय में समझाया है, सूर्यास्त के बाद हमारा शरीर अपने कार्य धीरे कर देता है। इस समय हमारा पेट अधिक खाने के लिए तैयार नहीं होता। हमारा शरीर, दिनभर में जो कुछ खाया है, उसे पचाने के कार्य में लग जाता है और अगली सुबह के मलत्याग की प्रक्रिया के लिए ख़ुद को तैयार करता है। सूर्यास्त के बाद आप जो भी खाते हैं वह जहरीला या विषैला हो जाता है और आपके पेट को बहुत भारी कर देता है। इसी कारण से एक पुरानी कहावत है- **सुबह का नाश्ता राजा की तरह करना चाहिए, दोपहर का खाना राजकुमार की तरह, और रात का खाना गरीब की तरह करना चाहिए।** यह स्वस्थ रहने का सुनहरा नियम है। यह आपका अंतिम उद्देश्य भी है जो धीरे-धीरे हासिल हो जायेगा। रात के 10 बजे का भोजन 6:30 बजे का नहीं हो सकता, लेकिन शुरुआत में कोशिश करें कि आप 8 से 8:30 बजे तक भोजन कर लें और फिर धीरे-धीरे थोड़ा और जल्दी।

जल्दी भोजन करने के अनेक फ़ायदे हैं। उन में से कुछ नीचे दिये हुए हैं:

- सुबह पेट फूला हुआ नहीं लगेगा क्योंकि भोजन अच्छी तरह से पचेगा।
- इसकी वजह से गैस और ऐसिडिटी की परेशानी भी कम हो जायेगी।
- आपको अच्छी और आरामदायक नींद आयेगी, जो तब नहीं आती जब आप सोने से ठीक पहले खाना खाते हैं।
- जल्दी सोने के कारण कम आलस का एहसास।
- फूला हुआ महसूस नहीं होगा, और
- चेहरा सूजा सा नहीं लगेगा।

जो जागता है वह पाता है जो सोता है, वह खोता है

कितनी बार आप दिन की शुरुआत, बिस्तर से देर से उठकर सीधे बाथरुम की तरफ़ भागते हुए, जल्दी तैयार होते हुए, नाश्ता बनाते हुए या फिर ट्रैफ़िक में फँसकर ऑफिस देर से पहुंचते हुए करते हैं? सुबह की यह भागम भाग लोगों को तनावमय और चिड़चिड़ा बना देती है, और यह दिन शुरु करने का ठीक तरीका नहीं है। रात को जल्दी भोजन करने का सीधा परिणाम यह होगा कि आप एक स्वस्थ दिनचर्या को अपना लेंगे।

ज़रा सोचिए, कि अगर आप 6:30 बजे तक भोजन कर लेते हैं तो आप 10:30 से 11 बजे तक सो जायेंगे, इसका मतलब है कि आप सुबह जल्दी उठ जायेंगे। और ऐसा करके आपका व्यायाम करना और स्वस्थ नाश्ता करना सुनिश्चित हो जायेगा। जो अधिकतर लोगों को करना असंभव लगता है। जल्दी सोने से आप स्वतः ही जल्दी उठ जायेंगे। और जल्दी उठना एक वरदान है। अगर आपको जल्दी उठने की आदत पड़ जाये तो आप सुबह अपना काम आराम से कर सकते हैं, अख़बार पढ़ सकते हैं, अपने दिनभर की प्लानिंग

(भोजन की भी) कर सकते हैं, व्यायाम कर सकते हैं, और अपने दिन की एक बेहतर शुरुआत कर सकते हैं।

दूसरे सप्ताह में सफलता के लिए महत्त्वपूर्ण कारण:

1. **रात का भोजन हल्का और जल्दी करना** – रात को हल्का भोजन करना आपके शरीर की आतंरिक प्रणाली के अनुकूल होता है। फ़र्क महसूस करने के लिए एक बार जल्दी भोजन करके देखिये।
2. **पर्याप्त मात्रा में पानी पीना** – अधिक मात्रा में पानी पीकर ख़ुद को तरो ताज़ा रखिये। याद रखें, आप अधिक पानी पीकर विषाक्त पदार्थों को शरीर के बाहर निकाल रहे हैं।
3. **व्यायाम करना** – वज़न कम करना सही भोजन करने और व्यायाम करने का मिश्रण है। इस महत्त्वपूर्ण भाग को ना छोड़ें, साथ ही यह भी याद रखें कि आपको अत्याधिक व्यायाम करके स्वयं को नुकसान नहीं पहुचाना है।
4. **अपनी फूड डायरी रखना** – यह आपका प्रगति पत्र है। कोशिश करें कि आपको जीवनभर इसकी आदत पड़ जाये।
5. **हर सुबह अपना वज़न तौलना** – सबसे अच्छा आपको तब महसूस होगा जब आप अपना वज़न कम होते देखेंगे। इसका इंतजार आपको हर रोज़ करना चाहिए।

नोटः आपका मील प्लान लगभग पहले जैसा ही है, क्योंकि हम रात के भोजन पर ध्यान केंद्रित कर रहे हैं, इसलिए यहाँ आपको फ़र्क दिखाई देगा।

आपकी जगह

इस जगह का प्रयोग अपना शुरूआती वज़न रिकॉर्ड करने के लिए करें।

मेरा वज़न: ____________________

तारीख़: ____________________

दूसरा हफ़्ता मील प्लान ☒

समय	भोजन
उठते समय सुबह 7 या 7:30 बजे	30 मि.ली. आंवले का रस + ऐलो वेरा का जूस (आधा चम्मच जूस को आधे गिलास पानी में मिलायें) या टी/रेग्युलर टी ग्रीन (2 चम्मच स्किम्ड मिल्क, चीनी के बिना) + एक अंजीर + 2 बादाम (रात के भीगे हुए)
सुबह का नाश्ता 8 और 8:30 के बीच	150 मी.ली. दूध (स्किमड मिल्क) + एक मल्टीग्रेन टोस्ट या 30 ग्राम ओट बाइट्स + 150 मी.ली. दूध या एक छोटी कटोरी ओट्स +

समय	भोजन
	150 मी.ली. दूध
सुबह 9 बजे	फल के दो टुकड़े
सुबह 9:30 बजे	फल के दो टुकड़े
सुबह 10 बजे	फल के दो टुकड़े
सुबह 10:30 बजे	फल के दो टुकड़े
सुबह 11 बजे	हरा सलाद (बिना ड्रेसिंग के)
11:30 बजे	फल के दो टुकड़े
दोपहर का खाना 12 से 12:30 के बीच	1 (जौ का आटा + ओट ब्रान) रोटी (बराबर मात्रा में) + एक कटोरी सब्ज़ी (तेल/मक्का/पनीर/आलू के बिना) + आधा कटोरी दही (स्किम्ड मिल्क से बना हुआ)
दोपहर 1:30 बजे	फल के दो टुकड़े
दोपहर 2 बजे	फल के दो टुकड़े
दोपहर 2:30 बजे	फल के दो टुकड़े
शाम का नाश्ता 3 और 3:30 के बीच	ग्रीन टी/ रेग्युलर टी (2 चम्मच स्किम्ड मिल्क, चीनी के बिना) या एक चम्मच दही के साथ एक गिलास बनाना स्मूथी
शाम 4 बजे	फल के दो टुकड़े
शाम 4:30 बजे	फल के दो टुकड़े
शाम 5 बजे	फल के दो टुकड़े
शाम 5:30 बजे	फल के दो टुकड़े
रात का खाना 6:30 और 7 बजे के बीच	200 मी.ली. वेजिटेबल सूप या हरा सलाद (बिना ड्रेसिंग के) +

समय	भोजन
	ओटमील ब्रेड के दो स्लाइस या स्प्राउट्स

मील प्लान

समय	भोजन
उठते समय सुबह 7 या 7:30 बजे	ताज़ा वीट ग्रास जूस + 1/4 चम्मच फ़्लैक्स, सूरजमुखी, और कद्दू के बीज का मिश्रण या ग्रीन टी/ रेग्युलर टी (2 चम्मच स्किम्ड मिल्क, चीनी के बिना) + 1/4 चम्मच मेथी दाना (रात का भिगा हुआ)
सुबह का नाश्ता 8 और 8:30 के बीच	एक मल्टीग्रेन टोस्ट + एक उबला हुआ एग वाइट या 100-150 मी.ली. दूध + एक छोटी कटोरी ओट्स
सुबह 9 बजे	फल के दो टुकड़े
सुबह 9:30 बजे	फल के दो टुकड़े
सुबह 10 बजे	फल के दो टुकड़े
सुबह 10:30 बजे	फल के दो टुकड़े
सुबह 11 बजे	हरा सलाद (बिना ड्रेसिंग के)
11:30 बजे	फल के दो टुकड़े

समय	भोजन
दोपहर का खाना 12 से 12:30 के बीच	1 (रागी आटा + ओट का आटा + ओट ब्रान) रोटी (बराबर मात्रा में) + एक कटोरी सब्ज़ी (तेल/मक्का/पनीर/आलू के बिना) + आधा कटोरी दही (स्किम्ड मिल्क से बना)
दोपहर 1:30 बजे	फल के दो टुकड़े
दोपहर 2 बजे	फल के दो टुकड़े
दोपहर 2:30 बजे	फल के दो टुकड़े
शाम का नाश्ता 3 और 3:30 के बीच	ग्रीन टी/रेग्युलर टी (2 चम्मच स्किम्ड मिल्क, चीनी के बिना) + वेजिटेबल ऑइल-फ्री पैटी या दो मल्टी ग्रेन क्रैकर्ज
शाम 4 बजे	फल के दो टुकड़े
शाम 4:30 बजे	फल के दो टुकड़े
शाम 5 बजे	फल के दो टुकड़े
शाम 5:30 बजे	फल के दो टुकड़े
रात का खाना 6: 30 और 7 बजे के बीच	200 मी.ली. वेजिटेबल सूप या 60 ग्राम स्टीम्ड वाइट फ़िश या 250 ग्राम पनीर (स्किमड मिल्क से बना) + 1 कटोरी स्टीम्ड सब्ज़ियां रात के भोजन में कार्बोहाइड्रेट कम लें और समय पर भोजन करने पर ध्यान दें और

समय	भोजन
	कोशिश करें कि इसके बाद आप कुछ ना खायें।

चौथा दिन आपका महत्त्वपूर्ण दिन है। अगर आप प्लान के अनुसार चल रहे हैं तो आज के दिन आपने एक किलो वज़न और कम कर लिया होगा। याद रखें, पिछले सप्ताह आपके पास पहले से ही 500 कैलोरी की कमी है। यह कैलोरी के जलने की और वज़न कम करने की प्रक्रिया को तेज़ कर देगा। तो आप किसका इंतजार कर रहे हैं। वज़न तौलने की मशीन पर जाइए और अपना वज़न तौलिए।

परिवर्तन का दिन

तो आप सप्ताह के अंतिम दिन तक आ गये। बधाई हो। अब तक अगर आपने प्लान का पालन किया है तो 2 से 21/2 किलो वज़न और कम कर लिया होगा। मुझे आपको याद दिलाना होगा कि अगर आपका वज़न कम नहीं हुआ है तो आपको पहले हफ़्ते पर वापस जाना होगा क्योंकि आपने कुछ न कुछ ठीक से नहीं किया होगा।

क्योंकि आप परिश्रमी और ईमानदार रहे हैं (मुझे आशा है आप रहे होंगे), तो आज के दिन आप अपनी पसंद का खा सकते हैं। मैं इसे परिवर्तन का दिन कहती हूँ। यह मजेदार है, है ना? हालांकि इसका यह मतलब बिल्कुल नहीं है कि आप बाहर जाकर फ़ैमिली साइज़ पीट्ज़ा या चिकन खा लें। इस दिन मैं अपने क्लाइंट्स को वो सब खाने देती हूँ जो वे चाहते हैं लेकिन ... नियंत्रित मात्रा में।

परिवर्तन के दिन का महत्त्व

मेरा एक क्लाइंट मेरे पास चिंतित होकर आया। उसने कहा 'निशी,

मैं दो हफ़्तों के लिए छुट्टियों पर जा रहा हूँ। और मेरे लिए वहाँ सभी स्वादिष्ट व्यंजनों से दूर रहना बहुत मुश्किल होगा। मैंने वज़न कम कर लिया है और अब मुझे डर है कि मेरा वज़न वापस बढ़ जायेगा। मेरी सारी मेहनत बेकार हो जायेगी।'

मैंने उसे समझाया कि इसमें दुखी होने की कोई बात नहीं है। वह छुट्टियों पर जा रहा है और अगर वहाँ का पूरा लुफ़्त ना उठाया जाये तो जाना बेकार है। मैंने उससे कहा, आप जो खाना चाहते हैं खा सकते हैं, लेकिन सिर्फ़ सुबह के नाश्ते या दोपहर के खाने में, और याद रखें, कम मात्रा में। मैनें उससे कहा कि पहले फलों को खायें और फिर बेकन, कोल्ड कट, चीज़, मफ़िन्स आदि। दोपहर के भोजन में पहले अच्छे से सलाद और सूप लें और फिर मुख्य मील।

उसने वापस आकर उत्सुकता से मुझे फ़ोन किया। 'मेरा वज़न एक किलो भी नहीं बढ़ा, मैंने सब कुछ खाया जो मैं खाना चाहता था। ऐसा कैसे हुआ'?

जब मैंने उसे इसका कारण बताया तो वह बहुत हंसा। क्योंकि यह इतना साधारण है।

इसका कारण यह है कि उसने अधिकतम भोजन उस समय किया जब उसका शरीर सबसे ज़्यादा कैलोरी बर्न कर रहा था। तो इसके परिमाण स्वरूप उसके शरीर में अतिरिक्त कैलोरी नहीं बढ़ी!

यह महत्त्वपूर्ण है कि आप यह समझें कि इस नाम के बावजूद (परिवर्तन का दिन) आपको सप्ताह में एक पूरा दिन वो सब नहीं खाना है जो आप चाहते हैं। जब आप हफ़्ते में एक दिन अपना परिवर्तन का दिन प्लान करते हैं तो आप इसे अपनी कड़ी मेहनत को पुरस्कृत करने के रूप में देख सकते हैं। पूरे हफ़्ते जब भी आपका मन डाइट से भटके, आप स्वयं को याद दिला सकते हैं कि आप अपने परिवर्तन के दिन पर वे सब खा सकते हैं और आपका मन कम ललचायेगा, बजाय इसके कि आपसे कहा जाये कि जो खाना

आपको पंसद है वो अब आप कभी नहीं छुएंगे। साथ ही समय के साथ भूख भी कम हो जाती है और व्यक्ति समझने लगता है कि स्वस्थ और अस्वस्थ भोजन क्या होता है।

अगर आपके पास इंतजार करने के लिए कोई परिवर्तन का दिन नहीं है तो आप ज़्यादा खाने के खतरे से घिरे हैं। आप सिर्फ़ एक बार कुछ अस्वस्थ भोजन करने के लिए जाएंगे और फिर आप पाओगे कि आपने कई दिनों तक अस्वस्थ भोजन किया और अपनी डाइट को बर्बाद कर दिया। अधिक भोजन करने के बाद आप स्वयं को दोषी समझोगे और अपने साथ अस्वस्थ व्यवहार, जैसे भूखे रहना और क्रैश डाइट पर जाना अपना सकते हो। दोनों ही आपकी सेहत और फ़िटनेस प्लान के लिए नुकसानदायक हैं। मैं सिर्फ़ सही तरह से भोजन करने पर विश्वास रखती हूँ। अपने आपको पुरस्कृत करना और अपने साथ ज़्यादा कठोर ना होना आपको आने वाले सप्ताहों में कामयाबी दिलाने के लिए केंद्रित और दृढ़ निश्चयी बनायेगा।

दूसरा कारण वह है जिसकी वजह से मुझे लगता है कि परिवर्तन का दिन एक अच्छा विचार है, क्योंकि जब अस्वस्थ भोजन आपके सामने हो, तो यह आपको आत्म संयम सिखाता है।

साथ ही मैं यह भी कहती हूँ कि आपको एक दिन डाइट से परिवर्तन करके भोजन करना चाहिए क्योंकि आप मनुष्य ही तो हैं, और थोड़ी बहुत मन मर्ज़ी करने से किसी का नुकसान नहीं होता।

फ़ाइन प्रिंट

सोचिए कि आपको सीफ़ूड पास्ता, चॉकलेट केक, और वाइन पीने का मन कर रहा है – आप ये सब खा सकते हैं। यहाँ उसके नियम और शर्तें हैं – **आप यह सब खा सकते हैं लेकिन कम मात्रा में और सिर्फ़ दोपहर के खाने में।** तो आपको करना यह है कि आप एक छोटी प्लेट में पास्ता ले लें (कोशिश करें कि रेड या फिर कोई

सॉस ना लें, यह एक स्वस्थ विकल्प होगा), एक छोटा सा केक का टुकड़ा लें, और वाइन का एक गिलास या जो आपको पंसद हो। इस तरह से आपको जो खाने का मन था आपने वो सब खा लिया और डाइट को भी पूरी तरह बर्बाद नहीं होने दिया क्योंकि आपने अपनी पंसद के खाने से पहले सलाद और सूप ले लिया था। इस तरह आप अपने स्वाद के लिए खा रहे हैं ना कि पेट भरने के लिए। यह तरीका आपको यह सिखाने के लिए भी है कि जब आप डाइट पर नहीं होंगे तो आपको रेस्टोरेंट में कैसे खाना है। यह आपको सिखाता है कि आप जो चाहे खा सकते हैं, लेकिन सही मात्रा में। इस तरह आप कभी भी ज़्यादा खाने के लिए ललचायेंगे नहीं और आपका वज़न भी नहीं बढ़ेगा।

आप दोपहर में जो चाहे खा सकते हैं, इसका कारण है कि दोपहर में आपका बी एम आर तीव्रतम होता है। इसलिए आप जो भी खाते हैं, आप उसे अधिकतम क्षमता के साथ बर्न करते हैं। रात में यह सब खाने का मतलब है कि आपके शरीर को इसे बर्न करने के लिए अतिरिक्त प्रयास करने पड़ेंगे।

सातवें दिन के मील प्लान में आप देखेंगे कि आपको दोपहर के खाने में कुछ नहीं दिया गया है। यह आपकी इच्छा पर निर्भर करता है कि आप जो खाना चाहें, खा सकते हैं। तो जायें और जो चाहे खायें, लेकिन याद रखें कम मात्रा में।

मील प्लान

समय	भोजन
उठते समय सुबह 7 या 7:30 बजे	ताज़ा वीट ग्रास जूस + 1/4 चम्मच फ़्लैक्स, सूरजमुखी, और कद्दू के बीज का मिश्रण या

समय	भोजन
	ग्रीनटी/रेग्युलर टी (2 चम्मच स्किम्ड मिल्क, चीनी के बिना) + 1/4 चम्मच मेथी के दाने (रात भर के भिगाये हुए)
सुबह का नाश्ता 8 और 8:30 बजे के बीच	एक मल्टीग्रेन टोस्ट + एक उबला हुआ एग वाइट या 150 मी.ली. दूध + एक मल्टीग्रेन टोस्ट
सुबह 9 बजे	फल के दो टुकड़े
सुबह 9:30 बजे	फल के दो टुकड़े
सुबह 10 बजे	फल के दो टुकड़े
सुबह 10:30 बजे	फल के दो टुकड़े
सुबह 11 बजे	हरा सलाद (बिना ड्रेसिंग के)
11:30 बजे	फल के दो टुकड़े
दोपहर का खाना 12 से 12:30 के बीच	जो आप चाहें लेकिन संतुलित मात्रा में
दोपहर 1:30 बजे	फल के दो टुकड़े
दोपहर 2 बजे	फल के दो टुकड़े
दोपहर 2:30 बजे	फल के दो टुकड़े
शाम का नाश्ता 3 और 3:30 बजे के बीच	ग्रीन टी/ रेग्युलर टी (2 चम्मच स्किम्ड मिल्क, चीनी के बिना) + आधा कप मुरमुरे + भुने हुए चने (बराबर मात्रा में मिले हुए)
शाम 4 बजे	फल के दो टुकड़े
शाम 4:30 बजे	फल के दो टुकड़े

समय	भोजन
शाम 5 बजे	फल के दो टुकड़े
शाम 5:30 बजे	फल के दो टुकड़े
रात का खाना 6: 30 और 7 बजे के बीच	200 मी.ली चिकन सूप (चिकन स्टॉक नहीं) + एक कटोरी उबली हुई सब्ज़ियां या पनीर 250 ग्राम (स्किम्ड मिल्क से बना) + एक कटोरी उबली हुई सब्ज़ियां और अगर आपको भूख नहीं लग रही है तो आप एक कप स्किमड मिल्क पी सकते हैं और कोई फल खा सकते हैं।

आपकी जगह

इस जगह का उपयोग करके, दूसरे हफ़्ते के अंत में आपका जो वज़न है वह लिखें

मेरा वज़न: ______________________

तारीख़: ______________________

दूसरे सप्ताह के बाद आपके शरीर में परिवर्तन

दो सप्ताह के बाद कुछ शारीरिक और मानसिक परिवर्तन जो आप स्वयं महसूस करेंगे वे हैः

- 2 किलो से अधिक वज़न कम होना
- आपके चहरे पर चमक

- आपके कपड़े पहले की तरह कसे नहीं लगेंगे
- सुबह गैस सम्बंधी समस्याएं कम हो जायेंगी
- आप पहले से ज़्यादा ऊर्जावान और ताकतवर महसूस करेंगे
- आप सुबह पहले से ज़्यादा ताज़ा महसूस करेंगे
- आप हल्का और हमेशा उत्साहित महसूस करेंगे

अगर आप नहीं कर सकते

- रात के भोजन के बाद कुछ खाये बिना नहीं रह सकते तो, आप बाद में कोई फल खा सकते हैं या एक गिलास सिकम्ड मिल्क ले सकते हैं। लेकिन इतनी देर रात में कोई जटिल कार्बोहाइड्रेट, कुछ बिना पकाया हुआ, या कोई नट्स ना खायें। जो गति आपने बनाई है, यह उसे बर्बाद कर देगा।

दूसरे सप्ताह की चेक लिस्ट

✓ मैं जल्दी भोजन कर रही हूँ।

✓ और परिणामस्वरूप सुबह का नाश्ता करने के लिए जल्दी उठ रही हूँ।

✓ परिवर्तन का दिन.... पिछले दो हफ़्तों से मैं जिस भोजन के लिए लालायित थी, मैंने अपनी काउंसलर से पूछकर वह सब खाया है।

✓ मैं व्यायाम कर रही हूँ और मैं अभी से ही तंदुरुस्त महसूस करने लगी हूँ।

✓ और मैं खूब सारा पानी पी रही हूँ, ख़ास तौर पर दिन के पहले भाग में।

एक दिन का डीटॉक्स

शाबाश! आपने डाइट के दो सप्ताह सफलतापूर्वक पूरे कर लिये। अनुमान के अनुसार आपने अब तक 3 से 4 किलो वज़न कम कर लिया होगा। अब तक आप डाइट की संरचना, दिनभर में भोजन किस तरह दिया गया है और आपको किस तरह का भोजन करना चाहिए, से भी परिचित हो गये होंगे। हम तीसरे हफ़्ते पर जायें उस से पहले आपको अपने परिवर्तन के दिन के तुरंत बाद एक छोटा सा डीटॉक्स/विषहरण करना होगा। मैं हर किसी को यह करने की सलाह देती हूँ जिसने 2 हफ़्ते सफलतापूर्वक पूरे किये होते हैं।

डीटॉक्स क्यों?

आपने कभी सोचा है कि भारत में इतने व्रत क्यों रखें जाते हैं?

अगर आप इसके बारे में सोचेंगे तो पायेंगे कि विश्व के हर धर्म में आध्यात्मिक, शारीरिक, और मानसिक शांती के लिए व्रत रखे जाते हैं। भारत में कई दिन होते हैं जब हम उपवास रखते हैं जैसे– नवरात्रे, जन्माष्टमी, करवाचौथ और शिवरात्री। संक्षेप में, डीटॉक्स करने का अर्थ है शरीर की सफाई करना। लेकिन ऐसा सप्ताह में एक या दो बार से ज़्यादा नहीं करना चाहिए। डिटॉक्सिफ़िकेशन शरीर के लिए महत्त्वपूर्ण है और इसका अति प्राचीन काल से अभ्यास किया जा रहा है। मेरा मानना है, पुराने समय में उपवास रखने का उद्देश्य आध्यात्मिक से ज़्यादा शरीर के शुद्धीकरण का होता होगा।

आयुर्वेद भी कुछ समय के लिए शरीर में संचित हुए विषाक्त पदार्थों और विष को हटाने के लिए उपवास रखने के लिए प्रोत्साहित करता है। विषाक्त पदार्थों में से एक को यह 'आमा' कहता है। आजकल हमारा भोजन मुख्य रूप से नॉन-ऑर्गेनिक, संसाधित, रासायनिक मिश्रण, कीटनाशकों और रासायनिक उर्वरकों के साथ उगाया जाता है जो विशेष रूप से हानिकारक और जीवनशैली से संबंधित प्रमुख बीमारियों का कारण बनता है। यह रसायन आपके शरीर में विषाक्त पदार्थ उत्पन कर देते हैं, जिसके कारण शरीर के मुख्य कार्य धीमे पड़ जाते हैं। बिना पचा हुआ भोजन या आंशिक रूप से पचा हुआ भोजन शरीर में जमा हो जाता है जिसके कारण 'आमा' का निर्माण होता है। आयुर्वेद इसे अच्छे स्वास्थ्य के लिए बड़ा खतरा मानता है, जिसके कारण अधिकतर स्वास्थ्य संबंधी समस्याएँ उत्पन्न हो जाती हैं।

आमा को आधुनिक समय की बुराईयों का बाय-प्रॉडक्ट समझिये।

आपको कैसे पता चलेगा यदि आपके शरीर में अतिरिक्त आमा है? पता करने के लिए इन प्रश्नों के उत्तर दिजिये।

प्रश्न 1: क्या आप सुबह थके हुए उठते हैं?

अ. हाँ

ब. नहीं

प्रश्न 2: क्या आपको बिस्तर से उठने में थोड़ा समय लगता है? आमतौर पर उठने के लिए क्या आपको चाय की ज़रूरत होती है?

अ. हाँ

ब. नहीं

प्रश्न 3: जब आप सुबह उठते हैं तो क्या आपकी जीभ पर एक परत जमा होती है?

अ. हाँ

ब. नहीं

प्रश्न 4ः क्या आप अक्सर भोजन के बाद थकान और हतोत्साहित महसूस करते हैं?

अ. हाँ

ब. नहीं

प्रश्न 5ः साल में कितनी बार आप ज़ुकाम से पीड़ित होते है?

अ. तीन बार से ज़्यादा

ब. एक या दो बार

प्रश्न 6ः क्या आपको प्रायः कब्ज़ की शिकायत रहती है?

अ. हाँ

ब. नहीं

प्रश्न 7ः क्या आप कमज़ोर या बिना किसी स्पष्ट कारण के निरुत्साहित महसूस करते हैं?

अ. हाँ

ब. नहीं

प्रश्न 8ः क्या आप कभी-कभी हल्का सा अचेत महसूस करते हैं और आप जब आराम करने की मुद्रा से उठते है यह तो ठीक हो जाता है?

अ. हाँ

ब. नहीं

प्रश्न 9ः क्या आप प्रायः उदास और सुस्त महसूस करते हैं?

अ. हाँ

ब. नहीं

प्रश्न 10ः क्या आप नियमित रूप से व्यायाम करते हैं?

अ. हाँ

ब. नहीं

अगर आपके अधिकतर जवाब 'अ' हैं तो आप आमा के शिकार हैं। लेकिन आपको इससे निराश होने की आवश्यकता नहीं है। वास्वत में आजकल अधिकांश लोग इससे पीड़ित हैं। और हम जो जल्दी और परेशानी का जीवन जी रहे हैं उसमें यह अपरिहार्य है। हालांकि आमा को नियंत्रित किया जा सकता है, और आप ऐसा सही भोजन और सही समय पर भोजन करने के तरीकों को अपना कर, कर सकते हैं।

आमा से निपटने का दूसरा रास्ता कैलोरी पर नियंत्रण रखना है। रोग के उपचार और रोकथाम के एक अभिन्न अंग के रूप में, भोजन में परहेज करना चिकित्सकों के द्वारा सुझाया गया एक सबसे पुराना तरीका है। और इसी के कारण उपवास की अवधारणा बनी।

डीटॉक्स डाइट का सिद्धांत बहुत सरल है। डीटॉक्स डाइट में कैलोरी की मात्रा में प्रतिबंध होता है जो विषाक्त पदार्थों को निकालने का सबसे अच्छा तरीका है और शरीर को पाचन क्रिया से संबंधित कार्य से भी आराम देता है। यह हमारी त्वचा को साफ़ करता है, हमारे ऊर्जा के स्तर को बढ़ाता है, मस्तिष्क की कार्यक्षमता को बढ़ाता है, और हमें अधिक चौकन्ना बनाता है। डीटॉक्स के दौरान शरीर रूपांतरकारी अवस्था में होता है क्योंकि शारीरिक और भावनात्मक विषाक्त पदार्थ शरीर से बहार निकल रहे होते हैं।

एक डीटॉक्स डाइट में, अशुद्धियों की सफ़ाई करना और शरीर को ऐसा भोजन प्रदान करना जिसे पचाने में न्यूनतम प्रयास लगे, जिसमें फल और सब्ज़ियां (कुछ भी बिना पका) शामिल होते हैं।

डीटॉक्स डाइट का उद्देश्य शरीर को शुद्ध और प्राकृतिक भोजन देना है जो किडनी और लिवर के कार्यों में सहायता करे। इस का मुख्य उद्देश्य आपके पाचन तंत्र पर जितना संभव हो उतना कम भार डालना होता है। हालांकि आजकल जो डीटॉक्स प्लान देखने को मिलते हैं, उन में पूरे दिन पेय पदार्थों पर रहना होता है। यह स्वस्थ नहीं है। मैं कई दिनों के लिए डिटॉक्सिंग के पक्ष में भी नहीं हूँ। आपको ऊर्जा की आवश्यकता होती है और आप खाली पेट नहीं रह सकते।

नोटः

डीटॉक्स प्रायः नहीं करना चाहिए क्योंकि यह मेटाबॉलिक दर को धीमा कर देता है। यह सप्ताह में एक बार किया जा सकता है।

डाइट के दूसरे हफ़्ते के बाद, मैं साधारण तौर पर अपने क्लाइंट्स को आधे डीटॉक्स पर रखती हूँ। यह सप्ताह में एक बार एक निश्चित दिन पर किया जाना चाहिए। लेकिन इससे ज़्यादा नहीं। इस दिन को आप, अपनी रविवार की दावत की क्षतिपूर्ति के रूप में भी देख सकते हैं।

इस डीटॉक्स प्लान में, मेरा, आपके शरीर को भूख से मारने का कोई इरादा नहीं है इसलिए मैं इसे बहुत साधारण रखूंगी। एक छोटे से बदलाव के साथ बस यह आपकी डाइट की तरह ही है। आप सुबह का नाश्ता और दोपहर का खाना दोनों लेंगे, साथ ही हर 20 मिनट के बाद फल भी लेंगे। और उसके बाद आप कम खायेंगे। आप सिर्फ़ रात का भोजन नहीं करेंगे। यह इसलिए है कि आपका शरीर भोजन के लिए ना तड़पे और प्रक्रिया को धीरे-धीरे अपनाये। याद रखें, यह सिर्फ़ एक दिन के लिए है। इसके बाद आप पुनः डाइट पर लौट जायेंगे।

डीटॉक्स के समय पानी पीना बहुत आवश्यक है। यह सब जानते है कि 2 से 3 लीटर पानी पीने से प्रभावशाली तरीके से आपकी सेहत में सुधार हो सकते हैं और इसके स्पष्ट लक्षण हैं - निखरता रंग और साफ़ त्वचा, बेहतर प्रतिरोधक क्षमता, बेहतर पाचन शक्ति, कम दर्द, कम वज़न, कम सेल्युलाइट, बेहतर एकाग्रता, नयी जीवन शक्ति और ऊर्जा। और डीटॉक्स के साथ यह और भी फायदेमंद है।

डीटॉक्स के दौरान जितना संभव हो आप ज़्यादा से ज़्यादा पानी पियें। यह विषाक्त पदार्थो को बाहर फेंकने में मदद करेगा।

एक दिवसीय आधा डीटॉक्स प्लान

(चाय, स्नैक्स और रात का भोजन ना लें)

सोमवार	समय	भोजन
	उठते समय सुबह 7 या 7:30 बजे	आंवले का जूस + दो बादाम + आधा अखरोट + एक अंजीर (रात भर भीगे हुए)
	सुबह का नाश्ता 8 और 8:30 बजे के बीच	150 मी.ली. दूध (स्किमड) + एक मल्टीग्रेन टोस्ट + एक छोटी कटोरी ओट्स
	सुबह 9 बजे	फल के दो टुकड़े
	सुबह 9:30 बजे	फल के दो टुकड़े
	सुबह 10 बजे	फल के दो टुकड़े
	सुबह 10:30 बजे	फल के दो टुकड़े
	सुबह 11 बजे	हरा सलाद (बिना ड्रेसिंग के)
	11:30 बजे	फल के दो टुकड़े
	दोपहर का खाना 12 से 12:30 बजे के बीच	1 (रागी + ओट का आटा + ओट ब्रान) रोटी (बराबर मात्रा में) + एक कटोरी सब्ज़ी (तेल/मक्का/पनीर/आलू के बिना) + आधा कटोरी दही (स्किम्ड मिल्क से बना)

सोमवार	समय	भोजन
	दोपहर 1 बजे	फल के दो टुकड़े
	दोपहर 1:30 बजे	फल के दो टुकड़े
	दोपहर 2 बजे	फल के दो टुकड़े
	दोपहर 2:30 बजे	फल के दो टुकड़े
	दोपहर 3 बजे	फल के दो टुकड़े
	दोपहर 3:30 बजे	फल के दो टुकड
	शाम 4 बजे	फल के दो टुकड़े
	शाम 4:30 बजे	फल के दो टुकड़े
	शाम 5 बजे	फल के दो टुकड़े
	शाम 5:30 बजे	फल के दो टुकड़े
	शाम 6 बजे	फल के दो टुकड़े
	शाम 6:30 बजे	फल के दो टुकड़े

एस ओ एस

अगर आपको पहले डीटॉक्स में बहुत भूख लगे तो आप शाम के 6:30 से 7 बजे के बीच एक गिलास दूध पी सकते हैं।

[illegible]

तीसरा हफ़्ता

उद्देश्य: मात्रा पर नियंत्रण करना

लक्ष्य: [illegible] किलो वज़न कम करना

तीसरे हफ़्ते पर पहुंचने के लिए आपको बधाई! अब तक आप सही तरह से भोजन करने के प्रारूप को समझ गये होंगे और आपको क्या खाना चाहिए, और सबसे ज़रूरी.... कब खाना चाहिए, यह भी समझ गये होंगे।

> डाइट को 50 प्रतिशत करने की कोशिश कीजिए। इससे जो परिणाम हासिल होंगे वो आपको 100 प्रतिशत करने के लिए प्रोत्साहित करेंगे।

आजकल हर वस्तु सुपर साइज़ की हो गयी है। हर किसी के साथ कुछ ना कुछ ऐड ऑन है। सिर्फ़ 30 रूपये में फ्राइज़ लिजिए, या कॉम्बो लिजिए (कोक, फ्राइज़ और चिकन विंग्स के साथ) और 80 रूपये की छूट पाइये। लोग वह क्यों ना ख़रीदें जिस पर छूट मिले? डॉ. लीज़ा यंग *'द पोर्शन टेलर'* की लेखिका और आहार विशेषज्ञ, *हफ़िंगटन पोस्ट* के एक लेख में कहती हैं 'हमारी प्लेटे बड़ी हो गयी हैं। और इसी तरह हमारे मग, गिलास और वाइन के गिलास भी। हमारे बड़े बर्तनों को रखने के लिए हमारी अलमारियाँ और डिशवॉशर भी अब बड़े होते जा रहे हैं। हमारे बच्चे, जो अब पहले

से कहीं ज़्यादा मोटे हो गये हैं, उनके लिए कार की सीटें भी बड़ी हो गई हैं। हमारे ताबूत भी बड़े हो गये हैं। हममें से अधिकांश लोग यह नहीं समझते कि एक स्वस्थ पोर्शन का साइज़ क्या होता है। रेस्टोरेंट में एक पास्ते का पोर्शन आराम से तीन कप का होता है, और कई स्टीक कम से कम एक पाउंड की होती हैं। यह बहुत ज़्यादा भोजन है। परेशानी यह है कि हम सब इस भारी भरकम भोजन की मात्रा के आदि हो गये हैं और हमें लगता है कि एक पोर्शन का मतलब है जो भी हमारे सामने रखा जाये। मैंने 20वीं सदी के बाद से बढ़ती हुई भोजन की मात्रा के इतिहास पर नज़र डाली और पाया कि भोजन की मात्रा पहले से कही ज़्यादा हो गयी है, स्पष्ट रूप से कहा जाये तो 2 से 5 गुना ज़्यादा। और इसलिए लोगों का साइज़ भी बढ़ गया है! और इसमें हैरानी की कोई बात नहीं है।'

भोजन की मात्रा पर नियंत्रण रखना सिर्फ़ दृष्टिगत रूप से संतुष्ट होने के बारे में है। एक तरह से आप अपने मस्तिष्क को धोखा दे रहे हैं। अगर आपके मस्तिष्क को लगेगा कि यह भोजन पर्याप्त है तो उसे और भूख नहीं लगेगी, और वह भूख लगने के संकेत नहीं देगा। लेकिन अगर आपको लगेगा कि आप अपने शरीर को भूखा मार रहे हैं तो वह निश्चित ही और भोजन माँगेगा। यह पुराने फ़ाइट और लाइट सिंड्रोम के लक्षण की तरह है। आखिरकार हमारी पहली प्राथमिकता जीवित रहना है और हमारा शरीर इसके लिए ही काम करेगा।

थोड़े से अभ्यास के साथ मात्रा पर नियंत्रण रखना बहुत आसान है और आपको उचित वज़न तक पहुँचने और बने रहने में मदद कर सकता है। मैं आपको पहले भी बता चुकी हूँ कि आप किस तरह अपने भोजन की मात्रा पर नियंत्रण रख सकते हैं। यहाँ विस्तार से पढ़ें।

1) **स्नैक्स खाना–** प्रायः स्वस्थ और लो कैलोरी स्नैक्स खाकर आप अपने भोजन की मात्रा पर नियंत्रण रख सकते हैं। इस तरह से

आपको कम भूख लगेगी और आप एक बार के भोजन में कम मात्रा में खाना खाएंगे।

2) **एक कम करें–** आप जो भी दिन भर में खाते हैं, उसमें से एक कम कर दें। अगर आप तीन चम्मच चावल खाते हैं तो उसे दो कर दें। अगर आप दोपहर के भोजन में पांच चपातियां खाते हैं तो उसे चार कर दें। यह बहुत आसान है लेकिन यह छोटे-छोटे कदम महत्त्वपूर्ण हैं, क्योंकि आप कटौती कर रहे हैं और अपने मस्तिष्क को इस तथ्य को पहचाने के लिए प्रशिक्षण दे रहे हैं कि एक कम खाने से आपको कोई नुकसान नहीं होगा, और एक कम खाने से आप भूख से नहीं मरेंगे।

3) **अपनी प्लेट को दो भागों में विभाजित करें–** एक तरफ फल और सब्ज़ियों से भरें और दूसरे भाग को प्रोटीन और कार्बोहाइड्रेट के लिए रखें। इससे आपको पता चलेगा कि एक अच्छी तरह से संतुलित भोजन कैसा दिखता है और इस बात की बेहतर समझ देगा कि आप वास्तव में क्या खा रहे हैं।

4) **छोटी प्लेट और कटोरी–** यह मेरी परखी हुई तरकीब है। छोटी प्लेट का मतलब है कम खाना। एक छोटी कटोरी पूरी ऊपर तक भरी हुई, आपको ज़्यादा संतुष्टि देगी बजाय एक बड़ी कटोरी के, जो आधी भरी हो। हम इसे विज़ुअल सैटिस्फ़ैक्शन (दृष्टिगत संतुष्टि) कहते हैं। स्वास्थ्य विशेषज्ञों की एक टीम के द्वारा किए गए एक शोध में, लोगों के एक समूह (21 से 35 वर्ष) को विभिन्न तरह की कटोरी दी गयी और विभिन्न तरह की आइसक्रीम खाने के लिए कहा गया। अंत में पाया गया कि जिन लोगों के पास बड़ी कटोरी थी, उन्होंने 31 प्रतिशत ज़्यादा आइसक्रीम खायी।

5) **एक साथ कई कार्य ना करें–** जब आप टि.वी. देख रहे होते हैं तो आप क्या खा रहे हैं इस पर आपका ध्यान नहीं होता। इसके परिणामस्वरूप आप कितना खा रहे हैं इस तरफ भी आपका ध्यान नहीं जाता।

6) **थोड़ा खायें लेकिन कई बार खायें–** मेरा हर 20 मिनट के बाद फल का एक टुकड़ा खाने का नियम यह सुनिश्चित करता है कि दिनभर आपका शर्करा का स्तर ठीक रहे। यह आपको ऊर्जावान बनाता है और आपको भुक्खड़ नहीं बनने देता। जो लोग दिन में कई बार थोड़ा-थोड़ा खाते हैं, उनकी अपने भोजन की मात्रा पर नियंत्रण रखने की संभावना ज़्यादा होती है, क्योंकि उन्हें कभी बहुत ज़्यादा भूख नहीं लगती।

7) **अपने साइज़ का अनुमान रखें–** भोजन को नापने के लिए मापने वाला कप या तौलने के लिए मशीन ख़रीदें। यह हिसाब रखने में आपकी मदद करेगा। जल्द ही आपको इनके बिना वज़न का अंदाज़ा हो जायेगा। ध्यान दें कि एक चम्मच या एक चमचे में कितनी मात्रा आती है।

8) **तेल डालना–** तेल कभी भी सीधे बोतल से ना डालें। आप कभी भी हिसाब नहीं रख पायेंगे कि आपको कितना इस्तेमाल करना है। तेल का उपयोग करते समय चम्मच या चमचे का प्रयोग करें।

9) **सलाद–** शोध से पता चलता है कि जो लोग लो कैलोरी सलाद के साथ दोपहर का भोजन शुरू करते हैं, वे भोजन के दौरान 7 प्रतिशत कम कैलोरी ग्रहण करते हैं। अपनी मेन मील के 30 मिनट पहले सलाद खायें और आप कभी भी ज़्यादा खाना नहीं खायें। उच्च कैलोरी सलाद जैसे बेकन, चीज़, मेयो, और ड्रेसिंग के साथ ना लें।

ये सुझाव आपको अपनी मात्रा को नियंत्रित करने में मदद कर सकते हैं।

साइज क्विज़

ब्रेड का एक स्लाइस निम्न में से किस के बराबर होता है?

1. नोटबुक
2. आपकी हथेली
3. ब्लैकबेरी फ़ोन
4. इंडेक्स कार्ड

सही उत्तर है 4

याद रखें, मात्रा पर नियंत्रण रखने का मतलब, कम खाने के बजाय समझदारी से खाना है।

तीसरे हफ़्ते से आप जिस डाइट का पालन करेंगे वह सही भोजन करना, सही तरह के अनाज खाना, और सही मात्रा में भोजन करने वाले पुराने तीन सिद्धांतों पर ही आधारित होगी। अगर आप इसका पालन कर सकते हैं तो आप अपना शेष वज़न जल्द ही कम कर लेंगे। लेकिन सिर्फ़ मेरे द्वारा बताये गये भोजन तक ही सीमित ना रहें। मैंने स्वस्थ भोजन करने और वज़न कैसे कम कर सकते हैं, इसका सिर्फ़ एक प्रारूप निर्धारित किया है। आप पहले से ही जानते हैं कि आपको क्या खाना है और क्या नहीं खाना है (मेरे द्वारा बताये गये चार्ट्स का प्रयोग करें)। उन मापदंडों को ध्यान में रखते हुए प्रयोग करने के लिए स्वतंत्र महसूस करें - तो अपने भोजन को मज़ेदार और स्वादिष्ट बनाने के लिए अलग-अलग सब्ज़ियां और अनाज खायें।

आदर्श रूप में, मैं आपको अपनी भोजन योजना के इस प्रारूप को पालन करने का सुझाव 4 हफ़्ते तक देती हूँ। अगर आप इच्छा के अनुसार अपना वज़न कम कर चुकें हैं या अपने आदर्श वज़न पर पहुंच चुके हैं तो आप धीरे-धीरे अपनी ख़ुराक को बढ़ा सकते हैं और अपनी डाइट में दिखाई देने वाला फ़ैट वापस ला सकते हैं। लेकिन आपको यहाँ बहुत सावधान रहना है क्योंकि इस चरण पर

बहुत सारे लोग लड़खड़ा जाते हैं। अपने आदर्श वज़न को बनाये रखना, वज़न कम करने से ज़्यादा मुश्किल काम है। मैं इसके बारे में विस्तार से भाग 3 में बात करुंगी। मैंने एक बार एक 65 वर्षीय जर्मन महिला की काउंसलिंग की, जो एक (स्वामी) भी थीं। उन्होंने 4 महीनों में अपना 15 से 16 किलो वज़न कम किया। वह परिणामों से इतनी प्रशन्न थीं कि वह इसे आगे भी करना चाहती थीं। मुझे दो घंटे लगे उन्हें इस बात के लिए राज़ी करने में कि वह अपने भोजन में तेल का प्रयोग वापस शुरु कर सकती हैं, और अपने आहार में थोड़ा लचीलापन ला सकती हैं।

तीसरे हफ़्तें में सफलता के लिए महत्त्वपूर्ण कारक:

1. *मात्रा पर नियंत्रण*
2. *पर्याप्त मात्रा में पानी पीना*
3. *व्यायाम करना*
4. *अपनी फ़ूड डायरी रखना*
5. *हर सुबह अपना वज़न तौलना*

आपकी जगह

इस जगह का प्रयोग तीसरे हफ़्ते के अंत में अपना वज़न लिखने के लिए करें।

आपका वजन:

तारीख़:

अब जब आपने डाइट के तीन हफ़्ते सफलतापूर्वक पूरे कर लिये हैं, तो आप अपनी दिनचर्या के साथ परिचित हो गये होंगे।

याद रखें, हर डीविएशन के दिन (अपनी पंसद का भोजन करने) के बाद आपको कम भोजन करने के दिन का पालन करना है। आपने अपनी डीविएशन मील में जो अतिरिक्त कैलोरी ग्रहण की है, वे कैलोरी कम करने के लिए और स्वस्थ भोजन करने की प्रक्रिया पुनः आरंभ करने के लिए, यह आवश्यक है।

तीसरे हफ़्ते के बाद आपके शरीर में परिवर्तन:

तीसरे हफ़्ते के बाद कुछ शारीरिक और मानसिक परिवर्तन जो आप स्वयं महसूस करेंगे, वे हैं:

- 1 किलो या उससे अधिक वज़न कम होना;
- आपके चेहरे पर पहले से अधिक चमक;
- आपके बालों में चमक;
- आपमें ज़्यादा ध्यान केंद्रित करने की शक्ति;
- एक दिन में अधिक काम करने की क्षमता;
- आपके नाखून जल्दी नहीं टूटेंगे
- सुबह जीभ पर सफ़ेद परत नहीं जमेगी;
- नज़रिये और आत्मविश्वास में एक सकारात्मक परिवर्तन।

अगर आप नहीं कर सकते

- अगर आप अपने मील प्लान तैयार नहीं कर पा रहे हैं, तो पहले हफ़्ते पर वापस जाएं और फ़ॉर्मूले को देखें।

तीसरे हफ़्ते की चेकलिस्ट

- ✓ मैं अपने भोजन की मात्रा कम करने के लिए प्रयास कर रही हूँ...
- ✓ .... और अपने खाने की पंसद को भी बेहतर करने का प्रयास कर रही हूँ।
- ✓ मेरी जीभ सुबह साफ़ रहती है!
- ✓ शाम को बाहर जाने से पहले मैं अपना भोजन करके जाती हूँ।
- ✓ मैं व्यायाम करती हूँ।

एक घंटे का व्यायाम का नियम

व्यायाम मेरा पहला प्यार है। मैं व्यायाम तब से कर रही हूँ जब मैं अपनी किशोरावस्था में थी। मुझे व्यायाम करने का सबसे प्रभावशाली तरीका तलाश करने का जुनून था और मैंने साइकल चलाने, दौड़ने से लेकर योग करने तक सब कुछ करके देख लिया, जब तक मुझे एक ऐसा व्यायाम नहीं मिला जिसे करके मुझे वास्तविक ख़ुशी मिली और वह है ऐरोबिक्स। मैंने उसे तब से ही बंद नहीं किया। मुझे लगता है कि लोगों को व्यायाम करना इसलिए अच्छा नहीं लगता क्योंकि वे इसे एक काम समझते हैं। वे जिम जाते हैं, ट्रेडमिल पर दौड़ते और इतना परिश्रम करते हैं कि मरे से लगते हैं। मुझे लगता है कि ऐसा करना व्यायाम को आपके जीवन का हिस्सा कभी नहीं बना सकता। तरकीब यह है कि व्यायाम को एक मज़ेदार गतिविधि समझा जाये जिससे आप उसे तुरंत अपने जीवन का एक आवश्यक हिस्सा बना लें। इस तरह व्यायाम करते हुए आपका समय भी जल्दी गुज़रेगा और आप बोर भी नहीं होंगे। लेकिन 'मध्यम तीव्रता की शारीरिक गतिविधि' में तेज़ चलना और कुछ भी ऐसा जो आपके हृदय की धड़कन की दर को ऐरेबिक्स के स्तर तक बढ़ाये, शामिल हो सकता है।

लो कैलोरी, लो कार्बोहाइड्रेट डाइट और सही समय पर भोजन करने के अलावा आपको व्यायाम भी करना चाहिए। आपको स्वयं को मैराथन के लिए तैयार नहीं करना है, लेकिन प्रतिदिन आधे घंटे तेज़ चलना (सैर करना नहीं) कैलोरी बर्न करने, मांसपेशियों को

बनाने, भूख पर नियंत्रण रखने और एंडोरफ़िन के स्तर में वृद्धि करने के लिए पर्याप्त है। यह स्वस्थ जीवन जीने के सबसे बुनियादी तत्त्वों में से एक है। सही अर्थ में, स्वस्थ जीवन जीने के लिए आपको अच्छे व्यायाम की मूल बातें और नियमित व्यायाम आपके शरीर को कैसे लाभ पहुँचा सकता है, इससे परिचित होना होगा। दुर्भाग्यवश, उचित व्यायाम, स्वस्थ जीवन शैली के सबसे नजरअंदाज़ किये जाने वाले कारकों में से एक है, जिसका एक कारण है कि मोटपा इतनी आम समस्या होती जा रही है। मैं आपको सलाह दूंगी कि अपने दिन का एक घंटा वर्क आउट करने के लिए निकालें। आदर्शतः मैं आपको सलाह दूंगी कि आप अपने आरामदायक क्षेत्र से निकल कर (घर से बाहर) टहलने के लिए पार्क में जाएं या अपने ट्रेनर के साथ वर्क आउट करें, अगर आप घर में ज़्यादा सुविधा महसूस करते हैं तो यह आपको तय करना है। जैसे-जैसे आपको व्यायाम करने की आदत पड़ जाये, धीरे-धीरे इसे बढ़ा दें। मैं इस एक घंटे को 3 भागों में विभाजित करुंगीः

1. 15 मिनट का वॉर्म अप
2. 30 मिनट कार्डियो
3. 15 मिनट स्ट्रेचिंग और सामान्य तापमान पर आने के लिए

आइए, इसे एक-एक करके समझते हैं।

. वॉर्मिंग अप

वॉर्मिंग अप, शरीर को व्यायाम के लिए शारीरिक और मानसिक तौर पर तैयार करने के लिए महत्त्वपूर्ण है। यह चोट लगने से बचाती है। व्यायाम के लिए तैयार होना, और अपनी फ़िटनेस ट्रेंनिग से अधिकतम लाभ पाने के लिए वॉर्म अप, कूल डाउन, और सही तरह से स्ट्रेच करना बहुत आवश्यक है। शरीर को व्यायाम के लिए सही तरह से तैयार करना, चोट लगने से बचाने के अलावा आपको वर्क

आउट करने के अधिकतम लाभ देगा।

वॉर्मिंग अप से धड़कन की दर बढ़ जाती है, काम करने वाली मांसपेशियों में रक्त प्रवाह होने लगता है, और शरीर व्यायाम के लिए तैयार हो जाता है। यह कम से कम पांच मिनट के लिए करनी चाहिए और इसमें मुख्य सत्र की क्रिया को दोहराना चाहिए। जब आप वॉर्म अप करते हैं तो आप वास्तव में अपने शरीर और मांसपेशियों के तापमान को वॉर्म कर रहे होते हैं।

अक्सर वॉर्म अप गतिविधि वह गतिविधि होती है जो आप करने वाले हैं, लेकिन यह थोड़ी धीमि गति पर होती है। उदाहरण के लिए, अगर आप तेज़ दौड़ने वाले हैं, तो आप हल्की जॉगिंग के साथ वॉर्म अप करेंगे, अगर आप तैरने जा रहे हों तो पहले कुछ फ्रीस्टाइल वॉर्म अप लैप्स करेंगे।

मैं वॉर्म अप करने पर ज़ोर देती हूँ। यह धीरे और आराम से की जानी चाहिए ताकि किसी मांसपेशी को नुकसान ना पहुँचे। यहाँ एक वॉर्म अप रूटीन दिया गया है जिसे आप कहीं भी कर सकते हैं।

इसका अभ्यास करें और इसे अपने जीवन का हिस्सा बना लें।

स्टेप 1

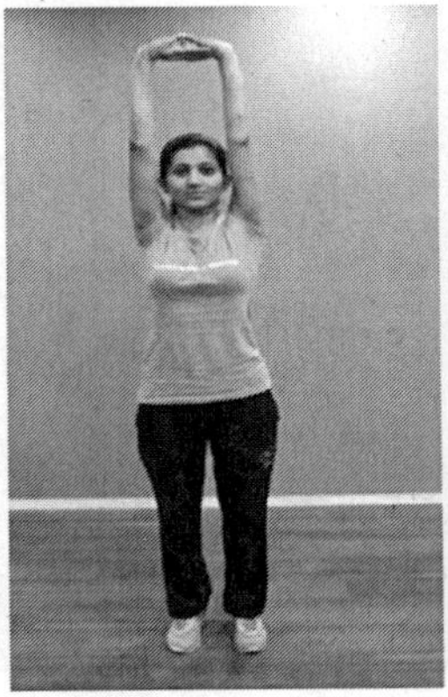

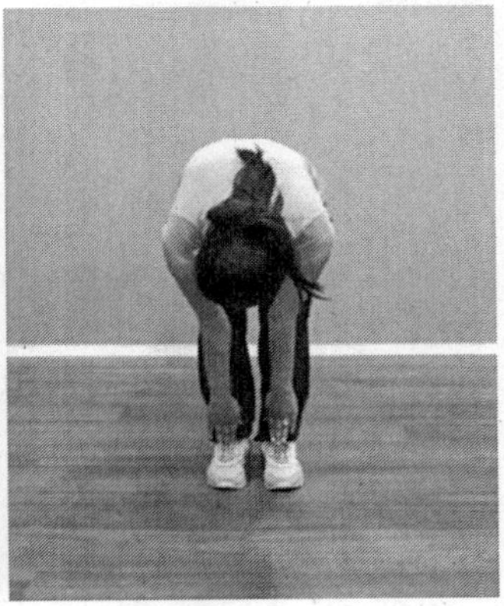

- अपने पैरों को थोड़ा दूर करके खड़े हो जाएं। कंधों को ढीला छोड़ें। छाती बाहर करें। पेट अंदर करें। सामान्य रूप से सांस लें।
- अपनी बाँहों को सामने की तरफ खींचे, अंगुलियों को आपस में लॉक करें और जितना संभव हों, ऊपर की तरफ खीचें। अपने पैर की अंगुलियों पर खड़े हो और ऊपर की तरफ जायें। बिना किसी झटके के ऐसा करें। जब तक संभव हो इस मुद्रा में रहें और फिर छोड दें।
- पहले वाली स्थिति में वापस आ जायें और फिर धीरे से ज़मीन को छूने की कोशिश करें (अपनी रीढ़ की हड्डी को जितना संभव हो सीधा रखें)। अगर आप ऐसा नहीं कर पाते हैं (चित्र देखें) तो कोई बात नहीं। आप धीरे-धीरे ज़मीन को छू पायेंगे। जब तक संभव हो इस मुद्रा में रहें और फिर छोड दें।

स्टेप 2

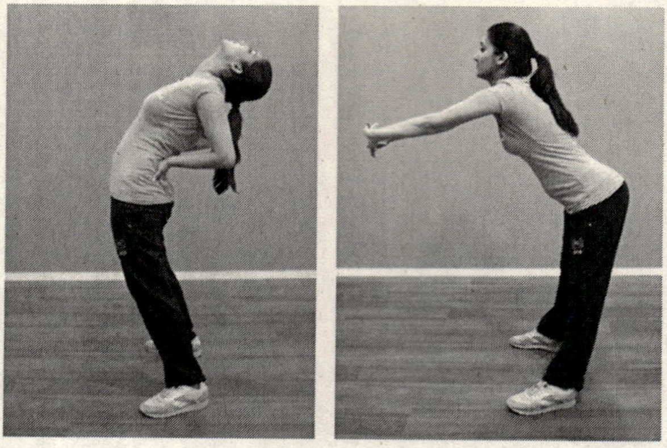

- अपने पैरों को थोड़ा दूर करके खड़े हों। कंधों को ढीला छोड़ें। छाती बाहर करें। पेट अंदर करें। समान्य रूप से सांस लें।
- अपने हाथों को अपनी कमर पर रखें और जितना संभव हो अपनी पीठ को पीछे की तरफ मोड़ें और सर को भी पीछे की तरफ झुकायें। जब तक संभव हो इस मुद्रा में रहें।
- पहले वाली मुद्रा में वापस आयें। अपने सामने अपनी अंगुलियों को लॉक करें और अपनी पीठ को आगे की ओर झुकायें। जब तक संभव हो इस मुद्रा में रहें और फिर वापस आ जायें।

स्टेप 3

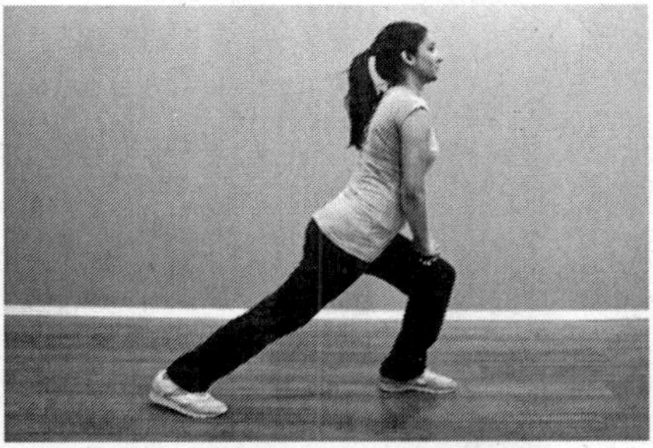

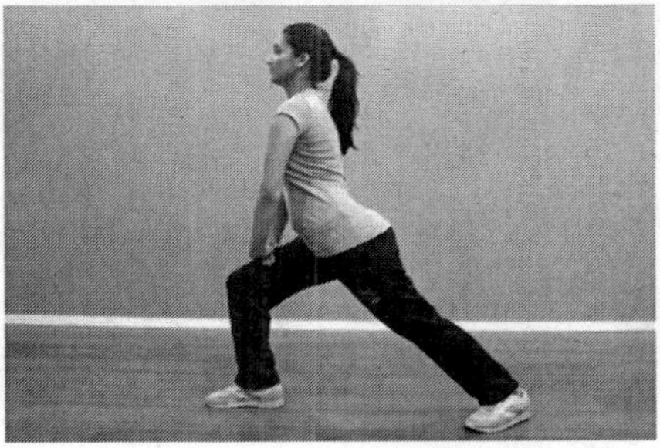

- अपने पैरों को थोड़ा दूर करके खड़े हों। कंधों को ढीला छोड़ें। पेट को अंदर करें और सामान्य रूप से सांस लें। अपना दाहिना पैर बाहर निकालें और दायें घुटने की तरफ मोड़ें। पीठ सीधी रखें और दायें पैर की तरफ देखें। जब तक संभव हो इस मुद्रा में रहें और फिर सामान्य स्थिति में वापस आ जायें।
- अब अपने बाएं पैर को बाहर निकालें और बाएं घुटने को मोड़ें। अपनी पीठ सीधी रखें और सामने देखें। जब तक संभव हो इस मुद्रा में रहें और फिर सामान्य स्थिति में वापस आ जायें।

स्टेप 4

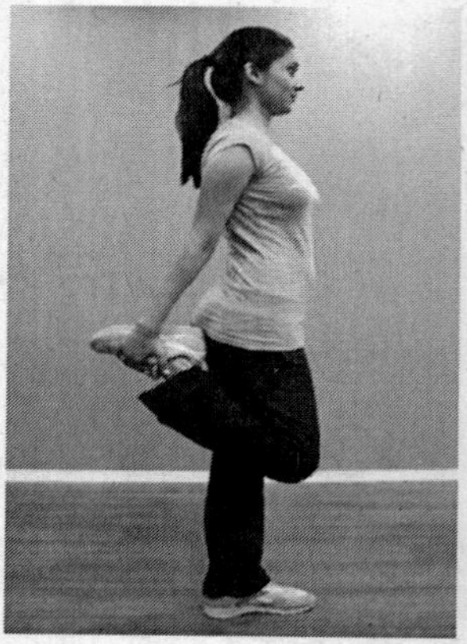 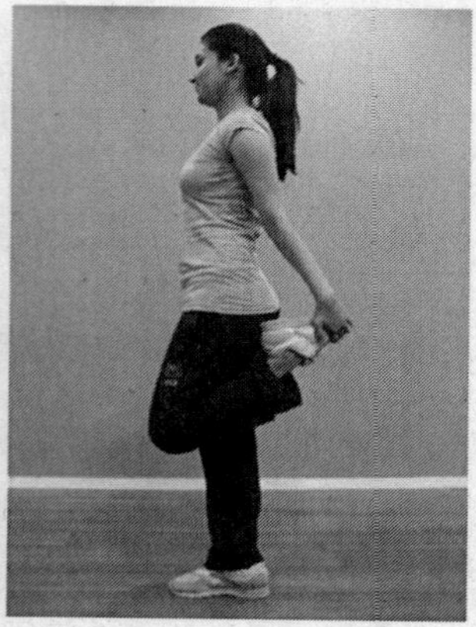

- अपने पैरों को पास करके खड़े हो जाएं। कंधों को ढीला छोड़ें। पेट को अंदर करें और सामान्य रूप से सांस लें। अपना दाहिना घुटना मोड़ें और पंजा पकड़ें। जब तक संभव हो इस मुद्रा में रहें और फिर छोड़ दें।
- अब यही अपने दायें पैर के साथ करें। जब तक संभव हो इस मुद्रा में रहें और फिर छोड़ दें।

स्टेप 5

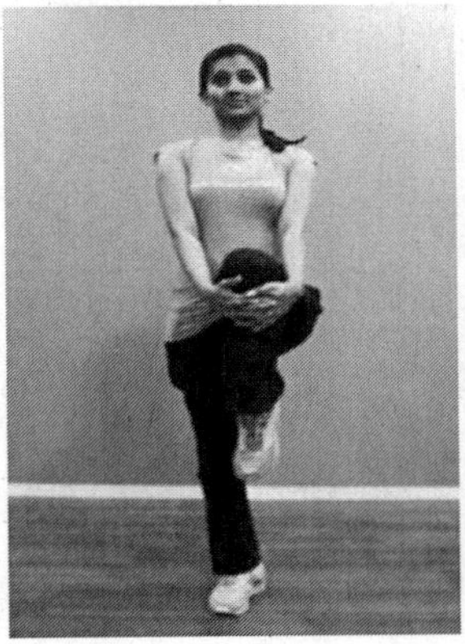 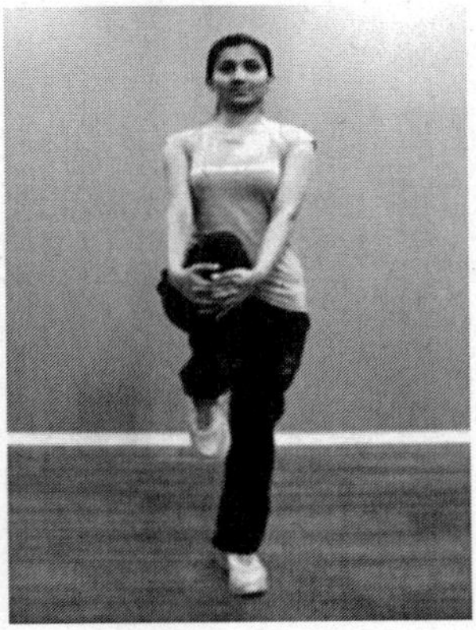

- अब इसका उलटा करें। अपने पैरों को पास करके खड़े हो जायें। कंधों को ढीला छोड़ें। पेट को अंदर करें और सामान्य रूप से सांस लें। अपने दोनों हाथों से दायें घुटने को पकड़ें और जितना संभव हो पेट की तरफ खींचें। जब तक संभव हो इस मुद्रा में रहें और फिर छोड दें।
- यही अपने बाएं पैर के साथ दोहराएं। जब तक संभव हो इस मुद्रा में रहें और फिर छोड़ दें।

स्टेप 6

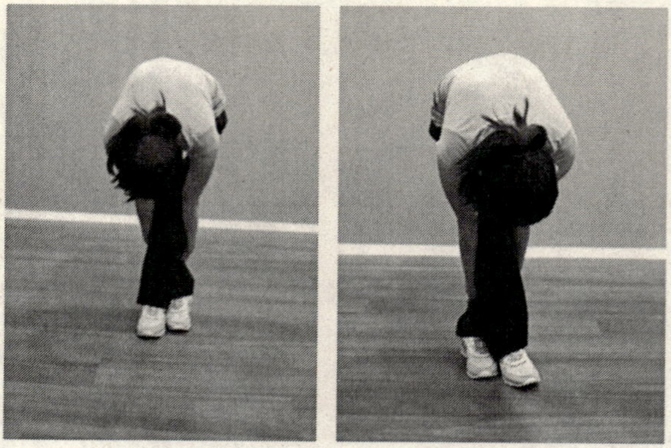

- अपने पैरों को पास करके खड़े हो जाएं। कंधों को ढीला छोड़ें। पेट को अंदर करें और सामान्य रूप से सांस लें।
- अपने बायें पैर को दायें के ऊपर क्रॉस करके रखें, अपनी पीठ को झुकाएं। अगर आप कर सकते हैं तो अपने पैर की पीछे की पिंडली को पकड़ने की कोशिश करें। आपको अपनी घुटने के पीछे की नस में थोड़ा खिंचाव महसूस होगा। जब तक संभव हो इस मुद्रा में रहें और फिर छोड़ दें। वापस खड़े हो जाएं।
- अब, अपने दायें पैर को बायें पैर के उपर क्रास करें। जब तक संभव हो इस मुद्रा में रहें और फिर छोड़ दें।

स्टेप 7

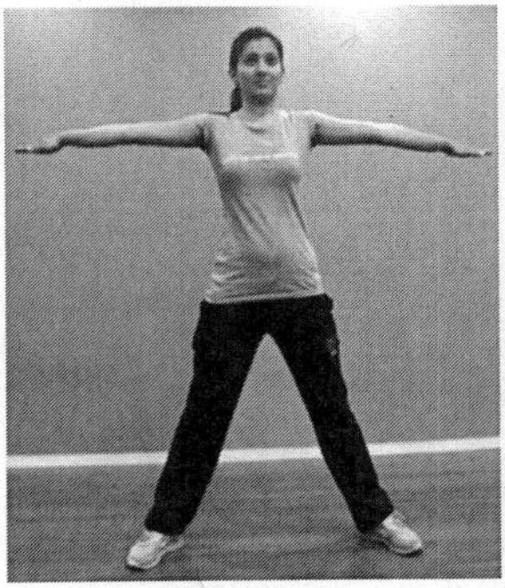 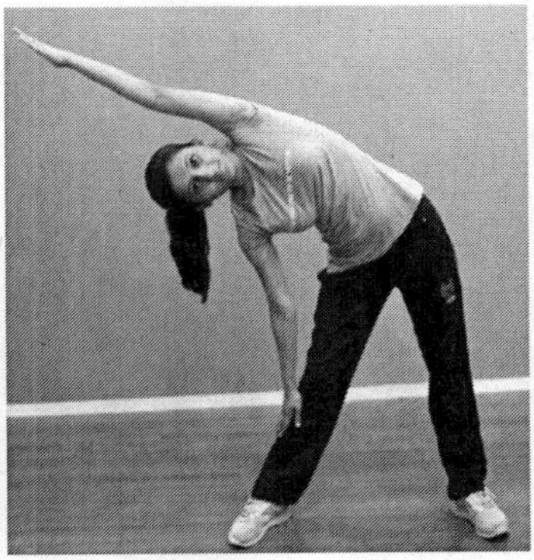

- अपने पैरों को थोड़ा दूर करके खड़े हों। कंधों को ढीला छोड़ें। पेट को अंदर करें और सामान्य रूप से सांस लें। अपनी बाँहों को बाहर की तरफ करें।
- अपनी दाहिनी बाँह का प्रयोग करते हुए दायीं ओर झुकें। ज़्यादा दवाब ना डालें। अपने बायें हाथ को सीधे बायें कान के ऊपर रखें। सामने देखें। जब तक संभव हो इस मुद्रा में रहें और फिर छोड़ दें।
- अब यही अपने बायें हाथ के साथ दोहराएं।

स्टेप 8

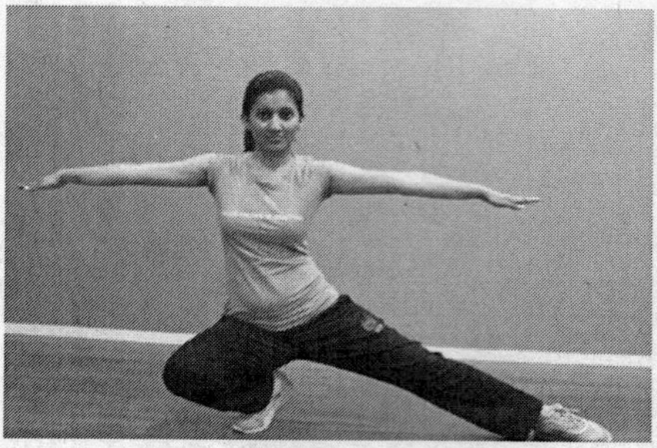

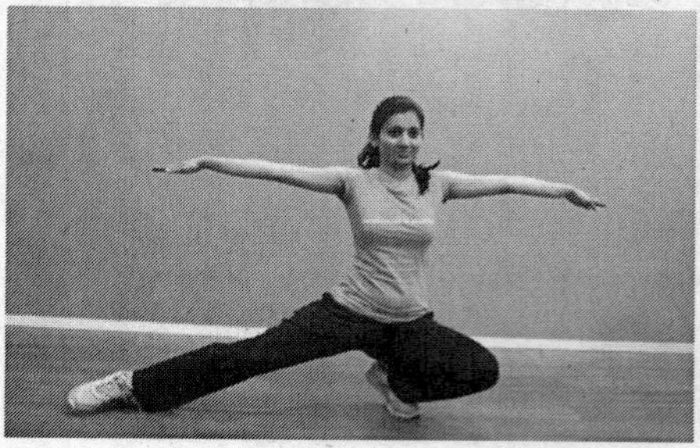

- अपने पैरों को थोडा दूर करके खड़े हों। कंधों को ढीला छोडें। पेट को अंदर करें और सामान्य रूप से सांस लें। अपनी दोनों बाँहों को बाहर की ओर फैलायें।
- अपनी बाँह को बाहर निकाले हुए, दायीं तरफ़ झुकें। अपने घुटने ना मोडें। अपने सामने देखें। जब तक संभव हो इस मुद्रा में रहें और फिर वापस आ जाएं।
- अब ऐसा अपनी बायीं तरफ़ भी करें।

स्टेप 9

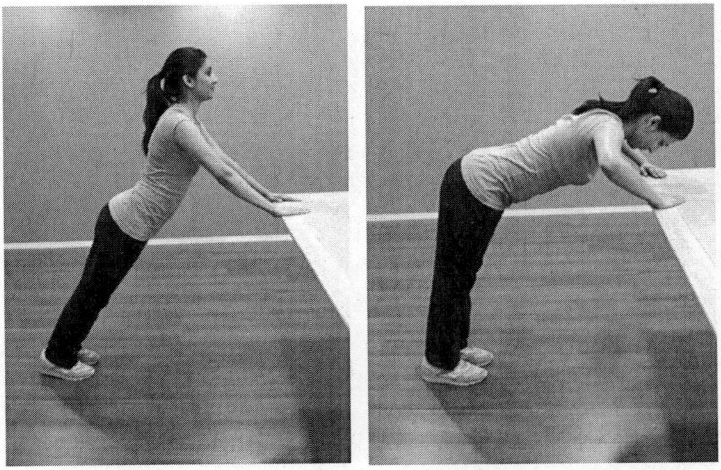

- अपने पैरों को पास करके खड़े हो जाएं। कंधों को ढीला छोड़ें। पेट को अंदर करें और सामान्य रूप से सांस लें। किसी कुर्सी या टेबल की सतह पर अपने दोनों हाथ रख के अपनी पीठ सीधी रखते हुए, कमर को आगे की ओर झुकाएं और हाफ़ पुश-अप करें। इसे 10 बार दोहराएं।

स्टेप 10

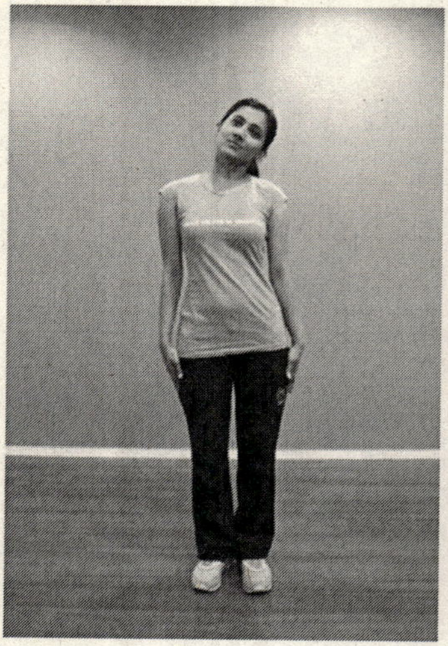

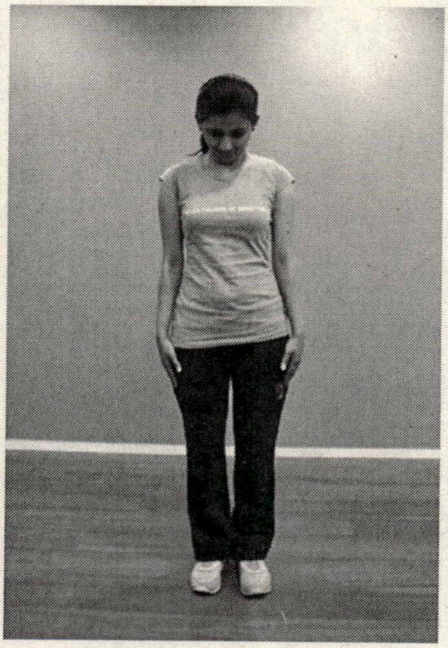

- अपने पैरों को पास करके खड़े हो जाए। कंधों को ढीला छोड़ें। पेट को अंदर करें और सामान्य रूप से सांस लें। अपनी गर्दन को धीरे से घड़ी की दिशा में घुमायें। इसे तीन बार करें, फिर घड़ी की उलटी दिशा में घुमाएं।

स्टेप 11

- अपने पैरों को पास करके खड़े हो जाएं। कंधों को ढीला छोड़ें। पेट को अंदर करें और सामान्य रूप से सांस लें। धीरे-धीरे घड़ी की दिशा में अपने टखने और कलाई बारी-बारी घुमाएं। ऐसा तीन बार करें, फिर घड़ी की उलटी दिशा में घुमाएं।

. कार्डियो

व्यायाम मेरे लिए चुनौती है। जब मैं बाहर पार्क में तेज़ कदमों से चल रही होती हूँ, तो मेरा उद्देश्य उस व्यक्ति के साथ चलना होता है जो मेरे सामने जॉगिंग कर रहा होता है। यह काफी मुश्किल हो सकता है, पर मैं ऐसा करती हूँ। यह मेरी चुनौती होती है। आपको भी वर्क आउट करते समय स्वयं को चुनौती देनी चाहिए। आराम से व्यायाम करने से वज़न कम नहीं होता। वज़न कम करने के लिए आपको अपने आराम के घेरे से बाहर आना होगा। दौड़ने से लेकर, चलने तक, स्विमिंग करना, एलिप्टिकल क्रॉस ट्रेनिंग, साइकल चलाना, आप जिस का भी नाम लें, कार्डियो एक्सरसाइज़ के अनेक लाभ हैं।

अधिक वज़न हृदय रोग, उच्च रक्तचाप, स्ट्रोक, डाइबिटीज़, और कुछ प्रकार के कैंसर का एक योगदान कारक है। जैसे-जैसे आप अपना वज़न कम करते हैं, इन बीमारियों के होने की संभावना कम हो जाती है। इसके साथ वैट-बियरिंग ऐरोबिक्स एक्सरसाइज़ जैसे वॉकिंग, ऑस्टियोपरॉसिस के खतरे और इसकी जटिलता को कम कर सकती है। अगर आपको गठिया है तो लो इंपैक्ट ऐरोबिक्स एक्सरसाइज़ जैसे स्विमिंग, साइकलिंग, और पूल एक्सरसाइज़ आपको स्वस्थ रखने में मदद कर सकती हैं, बिना आपके जोड़ों पर दवाब डाले। नियमित ऐरोबिक्स व्यायाम आपके फेफड़ों को अधिक ऑक्सिजन प्रोसेस करने में, हृदय को कम बीट्स में ज़्यादा खून पंप करने में, और आपकी मांसपेशियों में रक्त के प्रवाह को बढ़ाने में मदद करता है। जिसके फलस्वरूप, कार्डियोवैस्क्युलर व्यायाम करके आप अपने शरीर की सहनशक्ति और क्षमता बढ़ा सकते हैं। आपको फिट रखने और वज़न कम करने के अलावा कार्डियो व्यायाम करने के कुछ अन्य फायदे हैंः

- हृदय रोगों का खतरा कम हो जाता है,
- ब्लड कोलेस्ट्रॉल का स्तर बेहतर हो जाता है,

- हृदय की कार्यक्षमता बेहतर हो जाती है,
- ऑस्टियोपरॉसिस का खतरा कम हो जाता है,
- मांसपेशियों का भार बेहतर हो जाता है,
- बी एम आर का दर उच्च हो जाता है, और
- हड्डियां मज़बूत हो जाती हैं।

मूल रूप से आपको फ़िट रहने के लिए 30 मिनट की कार्डियो गतिविधि की आवश्यकता है। यहाँ, मैं आपको 30 मिनट में ज़्यादा से ज़्यादा कैलोरी बर्न करने का एक रूटीन और गारंटी वाला तरीका बता रही हूँ।

स्टेप 1 – ट्रेडमिल पर जाएं और उस स्पीड तक आ जाएं जहाँ पर आप लगभग दौड़ने लगें। याद रखें ट्रेडमिल पर कभी भी दौड़ें नहीं।

स्टेप 2 – उस स्पीड पर 20 मिनट तक तेज़ चलें।

स्टेप 3 – 20 मिनट तक उस स्पीड पर रहने के बाद ही कैलोरी बर्न होने की प्रक्रिया शुरु होती है। तो आपको फ़ैट बर्न करने के लिए इसे 30 मिनट तक और करना होगा। अगर आप कर सकते हैं तो स्पीड को एक मिनट के लिए बढायें और फिर वापस ले आयें। ऐसा 10 मिनट तक लगातार करते रहें। अगर आप और तेज़ नहीं चल सकते तो उसी गति पर रहें और 5 मिनट तक ऐसा और करें, और फिर धीरे-धीरे कम कर दें।

नोट. अगर आपके पास ट्रेडमिल नहीं है तो आप यह गतिविधि मध्यम तेज़ गति की चाल द्वारा कर सकते हैं।

. स्ट्रेचिंग

चाहे आप पहली बार वर्क आउट कर रहे हैं या काफ़ी समय से

खेल-कूद से जुड़े हुए हैं, अपने वर्क आउट के पहले और बाद में एक अच्छा रूटीन शामिल करके आप किसी प्रकार की मोच या चोट से तो बचते ही हैं, साथ ही अपना प्रदर्शन भी बेहतर करते हैं। अधिक वज़नदार व्यायाम के बाद स्ट्रेचिंग महत्त्वपूर्ण होती है। यह सिर्फ़ वर्क आउट करने के बाद होनी चाहिए। आपको कोल्ड मसल को स्ट्रेच नहीं करना चाहिए, उनमें खिचाव आ सकता है या वे फट सकती हैं।

सही तरह से स्ट्रेचिंग करने से मांसपेशियों में खिंचाव का खतरा कम हो जाता है और शरीर लचीला और व्यायाम के लिए तैयार हो जाता है और मांसपेशियां रिलेक्स हो जाती हैं। हालांकि स्ट्रेचिंग को ध्यान से करना चाहिए अन्यथा यह आपको नुकसान पहुंचा सकती है। यहाँ सही तरह से स्ट्रेचिंग करने के कुछ नुस्खे दिये गये हैंः

1) **यदि दर्द हो तो रुक जायें–** स्ट्रेचिंग से कभी दर्द नहीं होना चाहिए। अगर आप स्ट्रेच करते हुए उस स्थिति में पहुंच गये हैं जहाँ आपको दर्द हो रहा है तो उस स्थिति में आ जाएं जहाँ आपको आराम मिल रहा है और कुछ समय तक ऐसे ही रहें।

2) **इसी स्थिति में रहें–** हर स्ट्रेच को 10 से 30 सेकेंड तक रखें, जब तक आप रुक पायें। इससे कम समय के लिए स्ट्रेच करने से मांसपेशी पर्याप्त तरीक़े से खिंच नहीं पायेंगी। मांसपेशियों को धीरे-धीरे स्ट्रेच करें और ज़्यादा दबाव ना डालें। स्ट्रेचिंग करते समय उछल कूद ना करें। ऐसा करने से जिस मांसपेशी को आप स्ट्रेच कर रहे हैं उसे नुकसान पहुँच सकता है।

3) **सांस लेना याद रखें–** सांस लेना किसी भी व्यायाम का एक महत्त्वपूर्ण हिस्सा है जिसमें स्ट्रेचिंग भी शामिल है।

4) **समानता बनाए रखें–** आपको अपने शरीर के किसी भाग को नज़रअंदाज नहीं करना है। सुनिश्चित करें कि आप दोनों तरफ बराबर स्ट्रेच कर रहे हैं, ताकि आपकी सारी मांसपेशियां व्यायाम के लिए समान रूप से तैयार हो।

कूलिंग डाउन

योग में, हर मुख्य आसन के बाद शवासन किया जाता है। यह सुनिश्चित करता है कि हृदय अपनी सामान्य गति से धड़के और मांसपेशियां रिलेक्स हो जाएं। वास्तव में योग में कूलिंग डाउन की प्रक्रिया को बहुत प्रभावशाली तरह से किया जाता है।

मेरे इतने वर्षों की ऐरोबिक्स ट्रेनिंग के दौरान, मैंने कई केस देखे हैं जहाँ स्वस्थ लोगों ने वर्क आउट के सत्र के बाद स्वयं को चोट पहुंचाई है। ऐसा तब होता है जब आप अपने शरीर को ठीक तरह से कूल डाउन नहीं करते हो। अपने शरीर को एक कार समझें। अगर आप उसे तेज़ गर्मी में चलायेंगे तो वह ज़्यादा गर्म हो जाएगी और चलना बंद कर देगी। यही हाल आपके शरीर का है। आपको उसे कठोर परिश्रम के बाद कूल-डाउन करने का समय देना चाहिए।

वर्क आउट के बाद आपको अपने शरीर को कूल-डाउन करना चाहिए। 5 से 10 मिनट का स्लो-डाउन आपके शरीर को वर्क आउट से उबारने में सहायक होगा। आपका कूल-डाउन करने का रूटीन हर वर्क आउट के लिए अलग होगा। इसमें लाइट ऐरोबिक्स और स्ट्रेचिंग शामिल होनी चाहिए। अगर आप तेज़ रफ़्तार से दौड़ रहे हैं तो कूल-डाउन करने के लिए आप धीमे भाग सकते हैं। कूलिंग डाउन और स्ट्रेचिंग, व्यायाम के अंत में आपके हृदय की दर को सामान्य करने, सामान्य गति से साँस लेने, मांसपेशियों को जकड़न और दर्द से बचाने, चक्कर आने के जोखिम को कम करने और मांसपेशियों को आराम पहुंचाने में मदद करते हैं।

वर्क आउट करने का सबसे अच्छा समय कौन सा है?

वर्क आउट करने का सबसे अच्छा समय आमतौर पर वह है जो आपके लिए उपयुक्त हो। क्योंकि ऐसा करने से ही आप वास्तविक रूप में व्यायाम करने के लिए तैयार हो पायेंगे। मैं सुबह और शाम के समय जल्दी व्यायाम करने को वरीयता देती हूँ। लेकिन आपको एक समय चुनना है और उस पर डटे रहना है। स्थिरता महत्त्वपूर्ण है।

थोड़ा समय लेकर सोचें, कि दिन के किस समय आप सबसे ज़्यादा उत्पादक और ऊर्जावान महसूस करते हैं। अगर आप सुबह नहीं उठ सकते तो आपको बेहतर पता होगा कि आप व्यायाम करने के लिए थोड़ा जल्दी नहीं उठ पाएंगे, मुझे आपको यह बताने की आवश्यकता नहीं है। साथ ही आपको एक घंटा निकालना है जब आप ज़िम्मेदारियों से न घिरे हों। आप ट्रेडमिल पर ईमेल के जवाब नहीं दे सकते।

भाग

अपने वज़न को सही बनाए रखना

अपने वज़न को कैसे मेंटेन करें?

यो-योइंग

राधिका, जो 35 साल की है, मेरे क्लिनिक पर काउंसलिंग के लिए तीसरी बार आई। इस बार वह अपना 10 किलो वज़न कम करना चाहती है (जो उसने पिछली बार मेरे साथ अपने दूसरे सेशन में कम कर लिया था, लेकिन साल भर में फिर से बढ़ गया)। वह समर्पित है, मेरी डाइट का पालन ठीक तरह से करती है फिर भी वह एक या दो साल के बाद हर बार मेरे पास अपना कम किया हुआ वज़न फिर से बढ़ाकर (और उससे भी ज़्यादा) लौट आती है।

यह एक बहुत ही आम परिदृश्य है जिसके साथ मेरा अक्सर सामना होता है। मेरे हर काउंसलिंग सेशन में एक क्लाइंट ऐसा होता है जो मेरे प्रोग्राम में पहले भी शामिल हो चुका होता है। और इसमें वे क्लाइंट शामिल होते हैं जिन्होंने अपना वज़न सफलतापूर्वक कम किया होता है।

आपने अपने वज़न कम करने के लक्ष्य को हासिल कर लिया। अब बस आपको यह सुनिश्चित करना है कि आप उन 5-10 प्रतिशत वज़न कम करने वालो में से हैं जो अपने कम वज़न को बनाये रखते हैं। अपने आदर्श वज़न को बनाये रखने में ज़्यादातर लोग लड़खड़ा जाते हैं। वज़न कम करने के लिए ध्यान और समर्पण की आवश्यकता होती है और साथ ही यह भी याद रखना चाहिए कि यह कोई आंरभ और अंत वाली प्रक्रिया नहीं है। बेशक आपका लक्ष्य वज़न कम करना है लेकिन इसका यह मतलब नहीं है कि आप

वज़न कम करने के बाद सही तरह से भोजन करना और वर्कआउट करना बंद कर देंगे।

जब मेरे क्लाइंट्स के वज़न कम करने की बात आती है तो मेरी सफलता का दर लगभग 100 प्रतिशत होता है। इसका कारण है कि मैं अपने क्लाइंट्स पर निगरानी रखती हूँ, उनकी सफलता के बारे में लगातार पूछताछ करती हूँ और उनके मुख में क्या जा रहा है इस पर कड़ी नज़र रखती हूँ। जब तक वे मेरे साथ होते हैं मुझे पता होता है कि उनका वज़न कम होगा और वे स्वस्थ रहेंगे। परेशानी तब से शुरु होती है जब वे प्रोग्राम समाप्त कर चुके होते हैं और मैं उनका हाथ पकड़ कर उन्हें रोक नहीं पाती, और जब वे उच्च कैलोरी भोजन करते हैं तो उन्हें दोबारा सोचने के लिए नहीं कह पाती। इसकी शुरुआत उनके 1 या 2 किलो वज़न बढ़ने के साथ होती है। और इससे उन्हें कभी चिंता नहीं होती। अगर आप ने 15 किलो वज़न कम कर लिया है और उसके बाद अगर 3 किलो वज़न बढ़ जाये, तो ऐसा सोचना कि यह कोई चिंता की बात नहीं है, बहुत आसान है। लेकिन यह एक बहुत ही खतरनाक और अपरिवर्तनीय क्रम है। यह चेतावनी का पहला संकेत होना चाहिए। आपको अपने आपसे कहना चाहिए कि मैंने अपने आदर्श वज़न पर आने के लिए 15 किलो वज़न कम किया है और 3 किलो वज़न बढ़ना ठीक नहीं है।

यह वज़न कम करने का एक दुष्चक्र है। और यह आमतौर पर इसलिए होता है क्योंकि लोग शुरुआत में वज़न कम कर लेते हैं। मैं जानती हूँ कि अधिकांश लोग डाइट पर अल्पावधि कारणों की वजह से जाते हैं। वे डाइट पर जाते हैं क्योंकि उन्हें किसी विवाह समारोह में भाग लेना होता है, छुट्टियों पर जाना होता है, या फिर वे किसी होड़ में पतले हो रहे होते हैं।

बहुत कम लोग मेरे प्रोग्राम में लंबी अवधि का लक्ष्य और स्वस्थ रहने के उद्देश्य से आते हैं। 90 प्रतिशत लोग, जिनकी मैंने

काउंसलिग की है, जल्द ही अपना वज़न कम करना चाहते हैं, लेकिन स्वस्थ भोजन करने को अपनी जीवन शैली बनाने का जो सिद्दांत मैं हमेशा दोहराती रहती हूँ, उसका पालन नहीं करना चाहते।

कुछ लोगों का वज़न इसलिए बढ़ने लगता है क्योंकि वे बिना इस बात पर ध्यान दिये थोड़ा ज़्यादा खाने लगते हैं और थोड़ा कम व्यायाम करने लगते हैं। इसलिए मैं लोगों को सलाह देती हूँ कि वे वज़न कम करने के प्रोग्राम में दिमाग का प्रयोग करें ना कि जल्दी परिणाम पाने के लिए सिर्फ़ मुँह का।

याद रखें, कोई भी कितना भी वज़न कम कर सकता है, लेकिन मुश्किल बात है अपने आदर्श वज़न को बनाए रखना। बहुत सारे लोग कोशिश करके उस जगह पहुँच जाते हैं जहाँ पर आप अभी हैं, बहुत कम उस सफलता को कायम रख पाते हैं और उससे भी कम उस राह पर आगे बढ़ पाते हैं। आपकी कामयाबी इस बात पर निर्भर करती है कि आप अपने सामने आने वाली चुनौतियों को कैसे पहचानते हैं और उनसे निपटने के लिए क्या प्रभावी कदम उठाते हैं। अच्छी बात यह है कि सफलता के लिए आवश्यक उपकरण और जानकारी आपके पास पहले से ही है।

मैं अपने प्रोग्राम का पूरी निष्ठा से पालन करती हूँ और आमतौर पर मेरा वज़न कभी ऊपर-नीचे नहीं होता। इसका कारण यह है कि मैं लंबे समय तक स्वस्थ रहना चाहती हूँ।

आपको डाइट पर अस्थायी तौर पर जाने की पूरी धारणा पर पुनर्विचार करने की आवश्यकता है। इसे स्थायी जीवनशैली परिवर्तन के तौर पर देखिए और सिर्फ़ इसी तरह आप जीवन भर पतले रह पाएंगे। आपको ज़्यादा सतर्क रहने की आवश्यकता है। एक डाइट तभी सफल होती है जब आप अपना वज़न जीवनभर कम रख पाते हैं। वरना यह निश्चित है कि आप एक से हार मान के दूसरी को अपनायेंगे और जीवन भर डाइट करने के जाल में फंस जायेंगे।

डाइट के बाद के परिवर्तन

हफ़्ते और महीनों तक कैलोरी ग्रहण करने पर नियंत्रण रखने के बाद, अपने सपनों के लक्ष्य को हासिल करने के बाद आपको जो करना है वह थोडा डरवना हो सकता है, लेकिन आप जीवन भर अपनी डाइट वाली कैलोरी पर नहीं रह सकते।

जबकि कुछ लोग तुरंत ही अपनी कैलोरी लेना की मात्रा बढ़ा देते हैं, तो कुछ लोग ऐसा धीरे-धीरे करते हैं। धीरे-धीरे कैलोरी बढ़ाना एक अच्छा विचार है, क्योंकि ऐसा करके एक साथ भोजन पर टूटने के बजाय आप धीरे-धारे भोजन की मात्रा को बढ़ाते हुए कैलोरी बढ़ाने पर ध्यान दे पाते हैं। अब आपको वज़न कम करने की जगह अपने सही वज़न को बनाए रखने पर ध्यान केंद्रित करना होगा। लेकिन इससे पहले आपको कुछ तत्त्वों को अपने भोजन में पुनः शामिल करना होगा, या वो बदलना होगा जो आप अलग तरह से कर रहे थे।

1) **पानी पीने की मात्रा में कमी** करने की सलाह मेन डाइट में दी जाती है। अब आपको इतना पानी पीने की आवश्यकता नहीं है क्योंकि आप अपने आदर्श वज़न पर पहुच चुके हैं।

2) **वसा लेना पुनः आरंभ करें–** वसा आपके शारीरिक विकास के लिए महत्त्वपूर्ण है और आप पूरी तरह से इसे अपने आहार से हटा नहीं सकते। यह आपके बालों और चेहरे को ज़रूरी चमक देता है। आप अपने टोस्ट में सप्ताह में एक बार मक्खन लगा सकते हैं लेकिन इससे ज़्यादा नहीं।

3) **दालें खाना पुनः आरंभ करें–** दालें भी संतुलित आहार का एक महत्त्वपूर्ण हिस्सा है, और डाइट के बाद आपको इन्हें पुनः लेना आरंभ कर देना चाहिए।

4) **बीन्स लेना पुनः आरंभ करें–** आप भोजन में चना, लोबिया और राजमा लेना शुरु कर सकते हैं, लेकिन ये भारी बीन्स

आप सिर्फ़ दोपहर के खाने में लें क्योंकि ये पचाने में काफी मुश्किल होते हैं।

5) **व्यायाम की मात्रा में कमी ना करें** – शोध के अनुसार, वज़न को बनाए रखने के लिए सबसे महत्त्वपूर्ण कारण लगातार उच्च स्तर की नियमित गतिविधि और व्यायाम है। अपने वज़न को स्थिर बनाए रखने का एकमात्र तरीका है, ज़्यादा व्यायाम करके ज़्यादा कैलोरी जलाना।

धीरे-धीरे भोजन की मात्रा बढ़ायें

जितने समय आप डाइट पर रहें हैं, आपका शरीर सीमित मात्रा में कैलोरी लेने में ज़्यादा से ज़्यादा सक्षम हो गया है और उसे अपनी ऊर्जा की पूर्ति करने के लिए वसा भंडार को जलाने की आदत हो गयी है। आपको याद है, शरीर को वसा भंडार से ऊर्जा लेने के लिए तैयार करना डाइट की शुरुआत में कितना मुश्किल काम था- वो पहले के कुछ खराब और खतरनाक दिन ? इसी तरह आपकी डाइट के अंत में वसा भंडार को जलाने के बजाय भोजन से कैलोरी लेने के परिवर्तन में कुछ समय लगता है। डाइट के अंत में, आपको अपनी दैनिक कैलोरी की मात्रा में कमी का बिल्कुल ठीक अंदाज़ा हो जाएगा। आखिरकार अपनी कैलोरी की कमी को शून्य करने के लिए आप अपने भोजन की मात्रा को बढ़ाना चाहेंगे, लेकिन आप एक बार में एक साथ ऐसा नहीं करेंगे। अगर आप एक साथ सारी कमी पूरी कर लेंगे तो आपका वज़न बढ जाएगा, क्योंकि आपकी वसा की कोशिकाएं (फ़ैट सेल्स) कैलोरी को रक्तप्रवाह में मिलाती रहेंगी और आपका मेटाबॉलिज़्म कम कैलोरी की मात्रा के लिए समायोजित रहेगा।

ऐसा करने का सही तरीका है कि आप जो भोजन डाइट के दौरान नहीं खा रहे थे, उसे धीरे-धीरे खाना शुरु करें। ताकि आप जल्द ही बहुत ज़्यादा भोजन शरीर को ना दें।

सही तरीका है कि आप जो भी खा रहे हैं उसमें एक जोड लें। तो अगर आप अब एक रोटी खा रहे हैं तो उसे दो कर दें। अगर आप सब्ज़ी के दो चम्मच ले रहे हैं तो उसमें एक बढ़ा दें। अगर आप पांच चम्मच दही खा रहे हैं तो उसमें एक बढ़ा दें। यह आपको जल्द ही डाइट से बाहर ले आएगा, बिना आपके शरीर को नुकसान पहुँचाए।

अपने भोजन में तेल का उपयोग करना भी धीरे-धीरे शुरु करें। तेल का उपयोग तभी करें जब यह अतिआवश्यक हो। अपनी सब्ज़ियों को तेल से भरे पैन में पकाना ना शुरु कर दें। सिर्फ़ एक चम्मच तेल का ही प्रयोग करें। हालांकि अब तो आप तेल के बिना भोजन पकाना सीख गये हैं, तो क्यों ना उसे जीवन भर के लिए आदत बना लिया जाये।

साथ ही डाइट खत्म होने के कुछ हफ़्तों के बाद भी हर 30 मिनट के बाद फल खाने की आदत को भी जारी रखें। यह इसे सुनिश्चित करने के लिए है कि आपका पेट भरा रहे और आपको कभी ज़्यादा भूख ना लगे। अगर आप ख़ुद को भूखा रखेंगे तो आपको ज़्यादा भूख लगेगी, जिसके कारण आप जंक फ़ूड खा सकते हैं, जो आपको पूरी तरह से असंतुलित कर देगा।

रात के भोजन का समय बढा लें

यद्यपि मेरा स्वस्थ रहने का मंत्र है कि रात को जल्दी और हल्का भोजन किया जाए। मैं जानती हूँ कि कई लोग जल्दी भोजन करने को अपने नियम में शामिल नहीं कर सकते। मैं हमेशा अपने क्लाइंट्स को कहती हूँ कि जब तक वे इस डाइट पर हैं, तब तक वे जितना संभव हो सके रात को जल्दी भोजन करने के समय पर डटे रहें। लेकिन डाइट खत्म होने के बाद वे रात के भोजन का समय 30 से 90 मिनट तक बदल सकते हैं। उस से अधिक नहीं।

एक हफ़्ते का मैंटेनेंस डाइट प्लान

पहला दिन	समय	भोजन
	उठते समय सुबह 7 या 7:30 बजे	ऐलो वेरा का जूस (आधा चम्मच जूस को आधे गिलास पानी में मिलायें) या गरम पानी में नींबू डाल कर पियें या ग्रीन टी/रेग्युलर टी (2 चम्मच स्किम्ड मिल्क, चीनी के बिना) या 1/2 चम्मच मेथी दाना (रात के भीगे हुए) + 1/2 चम्मच फ़्लेक्स, सूरजमुखी, और कद्दू के बीज का मिश्रण + 5 बादाम (रात के भीगे हुए)
	सुबह का नाश्ता 8:30 और 9:30 बजे के बीच	150 मी.ली. (स्किमड मिल्क) + 50 ग्राम म्यूज़ली या 50 ग्राम ओट फ़्लेक्स/50 ग्राम वीट ब्रान
	सुबह 10 और 10:30 बजे के बीच	1 मौसमी फल
	सुबह 11 और 11:30 बजे के बीच	ग्रीन वेजिटेबल सलाद स्प्राउट्स के साथ

पहला दिन	समय	भोजन
	दोपहर का खाना 12:30 से 1:00 के बीच	1 मल्टी ग्रेन आटा रोटी + एक कप सब्ज़ी मौसम के अनुसार (कम तेल) + 1 कप दही (स्किम्ड मिल्क से बना हुआ)
	दोपहर 2:30 से 3:00 बजे के बीच	आधा छोटा फल
	शाम का नाश्ता 4 और 4:30 बजे के बीच	ग्रीन टी/ रेग्युलर टी या नारियल का पानी + एक मुट्ठी भूना हुआ पफ़्ड वीट + भूना हुआ चना + मूँगफली (एक छोटा कप)
	रात का खाना 6:30 बजे और 7:30 बजे के बीच	वेजिटेबल सूप या सलाद + 2 अंडे की भुर्जी सब्ज़ी के साथ या 60 से 70 ग्राम टोफ़ू + उबली हुए सब्ज़ियां

दूसरा दिन	समय	भोजन
	उठते समय सुबह 7 या 7:30 बजे	पहले दिन की तरह + ग्रीन टी/रेग्युलर टी

दूसरा दिन	समय	भोजन
		(2 चम्मच स्किम्ड मिल्क, चीनी के बिना) + 3 बादाम और 1 अखरोट (रात के भीगे हुए)
	सुबह का नाश्ता 8:30 और 9:30 बजे के बीच	1 ओट्मील, दही (बिना पानी का)/लो- फ़ैट चीज़ के साथ + ताजा नारियल का पानी या 200 मि.ली. सोया मिल्क + वेजिटेबल सैंडविच (2 स्लाइस टोस्ट किये हुए)
	सुबह 10 और 10:30 के बीच	1 फल मौसम के अनुसार
	सुबह 11 और 11:30 के बीच	सलाद दही या 30 ग्राम टोफ़ू के साथ
	दोपहर का खाना 12:30 से 1:00 बजे के बीच	1 मल्टी ग्रेन आटा रोटी + एक कप सब्ज़ी मौसम के अनुसार (तेल कम) + आधा कप दाल
	दोपहर 2:30 से 3:00 बजे के बीच	आधा मौसमी फल
	शाम का नाश्ता 4 और 4:30 के बीच	याकुल्ट प्रोबायोटिक ड्रिंक + अंजीर + 3 बादाम + 8 से 10 मूंगफली

दूसरा दिन	समय	भोजन
	रात का खाना 6:30 बजे और 7:30 बजे के बीच	ग्रिल्ड चिकन सलाद विनेग्रेट की ड्रेसिंग के साथ (आधा नींबू + आधा चम्मच ऑलिव ऑइल से बना)

तीसरा दिन	समय	भोजन
	उठते समय सुबह 7 या 7:30 बजे	शहद के साथ नींबू पानी (आधा नींबू + 1/4 चम्मच शहद + 1 गिलास गर्म पानी) + 1/2 चम्मच फ़्लेक्स, तिल, सूरजमुखी, तरबूज़ और कद्दू के बीज का मिश्रण या ग्रीन टी/रेग्युलर टी (2 चम्मच स्किम्ड मिल्क, चीनी के बिना) + आधा अखरोट + 2 सूखे आलूबुखारे (रात के भीगे हुए)
	सुबह का नाश्ता 8:30 और 9:30 बजे के बीच	आधा कप दही (स्किम्ड मिल्क से बना) या 1 बनाना स्मूदी + एक सेब
	सुबह 10 और 10:30 के बीच	आधा मौसमी फल/भूने चने (1 चम्मच)
	सुबह 11 और 11:30 के बीच	वेजिटेबल सलाद घर के बने हुए पनीर के साथ

तीसरा दिन	समय	भोजन
		(250 मि.ली. डबल टोन्ड दूध से बना हुआ)
	दोपहर का खाना 12:30 से 1:00 बजे के बीच	1 रोटी बराबर मात्रा में जौ के आटे + ओट के आटे + ओट ब्रान से बनी हुई + आधा कप दही (स्किम्ड मिल्क से बना हुआ)
	दोपहर 2:30 से 3:00 के बीच	फल (आधा संतरा/मौसमी)
	शाम का नाश्ता 4 और 4:30 के बीच	नारियल का पानी/खीरा + सेलेरी जूस + 1/2 उबले आलू की चाट छिलके के साथ या हाई फ़ाइबर ओट कुकीज़
	रात का खाना 6:30 बजे और 7:30 बजे के बीच	मिक्स्ड वेजिटेबल स्टू + 2 एग वाइट उबले हुए

चौथा दिन	समय	भोजन
	उठते समय सुबह 7 या 7:30 बजे	तीसरे दिन की तरह
	सुबह का नाश्ता 8:30 और 9:30 बजे के बीच	1 रागी ब्रेड टोस्ट + 1 एग वाइट ऑमलेट सब्जियों के साथ या

चौथा दिन	समय	भोजन
		1 पूरा उबला अंडा 1 बेसन का चीला कम तेल वाला + आधा कप दही या हरी चटनी
	सुबह 10 और 10:30 बजे के बीच	आधा फल या याकुल्ट प्रोबायोटिक ड्रिंक
	सुबह 11 और 11:30 बजे के बीच	1 छोटी प्लेट कच्ची सब्ज़ियों का सलाद
	दोपहर का खाना 12:30 से 1:00 बजे के बीच	1 ब्राउन या रेड राइस वेजिटेबल पुलाव 4 से 5 न्यूट्री-नगेट्स के साथ + 1 कप वेजिटेबल रायता (स्किमड मिल्क से बना) या 1 स्टफ़्ड वेजिटेबल रागी की रोटी + 5 से 6 न्यूट्री नगेट्स सब्ज़ियों के साथ
	दोपहर 2:30 से 3:00 के बीच	आधा मौसमी फल
	शाम का नाश्ता 4 और 4:30 बजे के बीच	1 घर का बना ओटमील मफ़िन गिरियों के साथ या 1 लाइट ग्रेनोला बार (70-85 कैलोरी से ज़्यादा नहीं)
	रात का खाना 6:30 और 7:30 बजे के बीच	300 मि.ली. वेजिटेबल सूप + स्टीम्ड वेजिटेबल या

चौथा दिन	समय	भोजन
		100 ग्राम स्टीम्ड वाइट फिश़ या पनीर

पांचवा दिन	समय	भोजन
	उठते समय सुबह 7 या 7:30 बजे	तुलसी + जीरा + अजवाइन + मेथीदाना + गर्म पानी + 1/4 चम्मच फ़्लेक्स, सूरजमुखी, और कद्दू के बीज का मिश्रण + 3 बादाम + आधा अखरोट (रात के भीगे हुए)
	सुबह का नाश्ता 8:30 और 9:30 बजे के बीच	2 मल्टी ग्रेन टोस्ट + वेजिटेबल पैटी या 250 ग्राम ब्राउन राइस पोहा मिक्स्ड वेजिटेबल के साथ + नारियल पानी
	सुबह 10 और 10:30 बजे के बीच	घर की बनी लस्सी (आधा कप दही) या फल
	सुबह 11 और 11:30 बजे के बीच	सलाद भूने हुए काजू (2) और किशमिश (5) के साथ
	दोपहर का खाना 12:30 से 1:00 के बीच	दलिया + दाल की खिचड़ी (कुल 250 ग्राम) + 1 कप दही (स्किम्ड मिल्क से बना हुआ)

पांचवा दिन	समय	भोजन
		या 1 होल वीट और वीट ब्रान की बनी हुई स्टफ़्ड रोटी सब्ज़ी के साथ + 1 कप दाल
	दोपहर 2:30 से 3:00 के बीच	आधा मौसमी फल
	शाम का नाश्ता 4 और 4:30 बजे	आइस टी या नींबू पानी के बीच या जिंजरेट + एक छोटी प्लेट भूनी हुई भेल पूरी या 2 टुकडे किट-कैट चॉकलेट के
	रात का खाना 6:30 बजे और 7:30 बजे के बीच	300 मि.ली. वेजिटेबल सूप + आधा ब्रेस्ट चिकन सलाद + 2 चम्मच मिक्सड स्प्राउट सलाद

छटवा दिन	समय	भोजन
	उठते समय सुबह 7 या 7:30 बजे	ऐलो वेरा का जूस (आधा चम्मच जूस को आधे गिलास पानी में मिलायें) + 1/4 चम्मच फ़्लेक्स, सूरजमूखी, और कद्दू के बीज का मिश्रण या ग्रीन टी/रेग्युलर टी (2 चम्मच स्किम्ड मिल्क, चीनी के बिना)

छटवा दिन	समय	भोजन
		+ 1/4 चम्मच मेथी दाना (रात के भीगे हुए)
	सुबह का नाश्ता 8:30 और 9:30 बजे के बीच	2 मल्टी ग्रेन टोस्ट + 1 उबला एग वाइट या 150 मि.ली. दूध + 1 कटोरी ओट्स
	सुबह 10 और 10:30 बजे के बीच	1/2 फल
	सुबह 11 और 11:30 के बीच	वेजिटेबल सैंडविच
	दोपहर का खाना 12:30 से 1:00 बजे के बीच	1 रोटी (जौ के आटे + ओट के आटे + ओट ब्रान) से बनी हुई + 1 कप सब्ज़ी (तेल कम) + आधा कप दही (स्किम्ड मिल्क से बना)
	दोपहर 2:30 से 3:00 बजे के बीच	आधा मौसमी फल
	शाम का नाश्ता 4 और 4:30 बजे के बीच	2 मल्टीग्रेन क्रैकर्ज़ या 1 बनाना स्मूथी
	रात का खाना 6:30 और 7:30 बजे के बीच	100 ग्राम स्टीम्ड वाइट फिश़ या पनीर या स्टीम्ड सब्जियां + 2 मल्टीग्रेन टोस्ट

सातवा दिन	समय	भोजन
	उठते समय सुबह 7 और 7:30 बजे के बीच	शहद के साथ नींबू पानी (आधा नींबू + 1/4 चम्मच शहद + 1 गिलास गर्म पानी) + फ़्लेक्स, तरबूज़, सूरजमुखी, और कद्दू के बीज का मिश्रण + आधा अखरोट + 2 सूखे आलूबुखारे (रात के भीगे हुए)
	सुबह का नाश्ता 8:30 और 9:30 बजे के बीच	2 ओटमील टोस्ट + 2 एग वाइट की भुर्जी या 150 मि.ली. दूध + 1 कटोरी ओट्स
	सुबह 10 और 10:30 के बीच	आधा मौसमी फल
	सुबह 11 और 11:30 के बीच	वेजिटेबल सलाद घर के बने हुए पनीर के साथ (250 मि.ली. डबल टोन्ड दूध से बना)
	दोपहर का खाना 12:30 से 1:00 बजे के बीच	ब्राउन या रेड राइस का पुलाव सब्ज़ियों के साथ + आधा कप दही (स्किम्ड मिल्क से बना हुआ)
	दोपहर 2:30 से 3:00 के बीच	कोई एक रसदार फल

सातवा दिन	समय	भोजन
	शाम का नाश्ता 4 और 4:30 बजे के बीच	नारियल का पानी + 2 मल्टीग्रेन क्रैकर्स
	रात का खाना 6:30 और 7:30 बजे के बीच	मिक्स्ड वेजिटेबल स्टू + 2 एग वाइट उबले हुए

सही वज़न को बनाए रखने के लिए व्यायाम

अगर आपको लगता है कि सही वज़न पर पहुंचने के बाद आप अपने व्यायाम को कम कर सकते हैं तो आपको अपनी मानसिकता में परिवर्तन करने की आवश्यकता है। सच्चाई यह है कि जो लोग अपने वज़न को नियंत्रण में रखने में कामयाब हैं, उन्होंने शारीरिक गतिविधि ज़्यादा करना आरंभ कर दिया, बजाय उसके जब वह डाइट पर थे। पहले की तरह भोजन शुरु करना, व्यायाम बंद कर देना और पुराने ढर्रे पर लौट आना वापस अपनी पुरानी स्थिति में जाने की तैयारी करने जैसा है।

इस समय आपको अपने व्यायाम के नियम में ज़्यादा परिवर्तन करने की आवश्यकता नहीं है। सच यह है कि आप अपने व्यायाम के नियम में जितने कम परिवर्तन करेंगे, आप अपना वज़न कम रखने में उतने ज़्यादा कामयाब रहेंगे। लेकिन आपको अपने वज़न को स्थिर रखने के लिए थोड़े परिवर्तन करने होंगे। याद रखें कि वज़न को नियंत्रण में रखने के लिए सिर्फ़ भारी वर्क आउट से कैलोरी जलाना पर्याप्त नहीं है, बल्कि आपको कुछ अतिरिक्त कदम उठाने होंगे, जैसे लिफ़्ट की जगह सीढ़ियां चढ़ना, पहाड़ी के चारों तरफ घूमने के बजाय उस पर चढ़ना। कुर्सी की जगह स्थिति रखने वाली बॉल पर बैठना, अपने काम पुराने ढंग से करना, और टी.वी. पर विज्ञापन देखते हुए जंपिंग जैक के एक्शन करना।

अपने वज़न को कम बनाए रखने वाले व्यायाम, वज़न कम करने वाले व्यायाम से अलग नहीं हैं। महत्त्वपूर्ण बात यह है कि आप अपने व्यायाम के नियम में कोई कमी ना करें। जो लोग वज़न बढ़ने की समस्या से परेशान रहते हैं उनका मेटाबॉलिज़्म अतिरिक्त ऊर्जा को जलाने के बजाय उसका संचय करने वाला होता है। और यह सिर्फ़ इसलिए परिवर्तित नहीं होगा क्योंकि आपका वज़न कम हो गया है। आपको अपने मेटाबॉलिक दर को उच्च रखने के लिए और अपने वज़न को कम करने के लिए उतनी ही मेहनत और परिश्रम से व्यायाम करना होगा। सुनिश्चित करें कि आपके वज़न को कम बनाए रखने के व्यायाम प्रोग्राम में ये तीन तत्त्व शामिल हों:

- कम से कम प्रतिदिन 1 घंटे के मध्यम तीव्रता वाले कार्डियो व्यायाम
- कम से कम दो स्ट्रेंथ ट्रेनिंग सेशन हर हफ़्ते; और
- जितना ज़्यादा से ज़्यादा आप शारीरिक गतिविधि कर सकें, जैसे पास के स्टोर तक पैदल चल के जाना, सिढ़ियां चढ़ना, और जो भी आप कर सकें।

सारांश

अपने शरीर के किसी निशान पर ध्यान दीजिए, और उस चोट के बारे में सोचिए जिस वजह से आपको यह निशान पड़ा। चोट का दर्द बहुत कष्यदायक हुआ होगा और शायद आपको खून भी निकला होगा। लेकिन अब आपको वह दर्द महसूस नहीं होता होगा। अब सिर्फ़ वह निशान है जो वक्त के साथ चला जाएगा, जिसके साथ आपके पास कोई निशानी नहीं होगी कि आपको कभी चोट भी लगी थी।

मानव शरीर वास्तव में बहुत ही अद्‌भुत है और हम भाग्यशाली हैं कि हमें मानव शरीर मिला जो भगवान की सबसे चमत्कारी रचना है। यह आपको बार-बार अवसर देता है स्वयं को ठीक करने, किसी आदत को छोड़ने, आगे बढ़ने, फिर से अच्छे होने और पोषण करने का। फिर भी हम यह अवसर छोड़ देते हैं और सिर्फ़ उन आदतों में लिप्त रहते हैं जो हमें क्षति पहुंचाती हैं। हम अपने शरीर की वजह से जीवित हैं और अगर हम उसे नजरअंदाज़ करेंगे तो यह कमज़ोर हो जाएगा और हार जाएगा।

इस किताब को लिखने का मेरा उद्देश्य इस संदेश को बांटना है कि अगर आप चाहे तो परिणाम हासिल कर सकते हैं और सुंदर लग सकते हैं। और सबसे अच्छी बात यह है कि आपको इसके लिए कोई कीमत भी नहीं चुकानी पड़ेगी, आपको सिर्फ़ दृढ़ इच्छाशक्ती और प्रसन्न स्वभाव की आवश्यकता है।

आप अपने जीवन में सफल हो सकते हैं, आसमान की ऊँचाई को छू सकते हैं, अगर आप उसके लिए कड़ी मेहनत करें। आपका वैवाहिक जीवन सफल हो सकता है, अगर आप उसके लिए निरंतर

प्रयास करें और आप अपने सपनों का शरीर पा सकते हैं, अगर आप उसके लिए प्रयास करें। सही तरह से भोजन करें और खूब पार्टी करें और फिर भी पतले रहें। मैंने जो कुछ भी इस किताब में लिखा है वह सब करना बहुत मुश्किल नहीं है। हम सब यह जानते हैं लेकिन इसे नजरअंदाज़ करते हैं या इसे अपने जीवन में अपनाने में आलस करते हैं। अगर आपको सही तरह से भोजन करने का तरीका मिल जाए तो ऐसा हो ही नहीं सकता कि आप मोटे हो जाएं।

मेरा यकीन मानिए, इतने सालों से फ़िटनेस और आहार विशेषज्ञ होने के कारण मैंने बहुत सारे सफल केस देखे हैं। इसलिए मैं जानती हूँ कि चाहे यह आपको कितना भी मुश्किल लगे, लेकिन आप भी अपना लक्ष्य पा सकते हैं। हर बार जब भी कोई क्लाइंट मेरे पास फिट और स्वस्थ दिखता हुआ वापस आता है तो मैं मानव शरीर की खूबसूरती के बारे में आश्चर्य से सोचती हूँ। यह विज्ञान है, अपने जटिल और गौरवशाली रूप में, और हम भाग्यशाली हैं इसे पाकर। इसलिए इस उपहार को अपनाएं, इसे प्यार करें, पोषित करें, और सबसे महत्त्वपूर्ण - स्वस्थ रहें और ख़ुश रहें।

आभार

मैं अपने जीवन में कई लोगों की आभारी हूँ जिनकी वजह से मेरा काम और यह किताब लिखना संभव हो सका। किशोर अवस्था में ही मधुमेह से पीड़ित होने के कारण मैंने कई स्वास्थ्य समस्याओं और चुनौतियों का सामना किया, जिससे मेरे दैनिक कार्यों पर प्रभाव पड़ा। मेरा स्वास्थ्य तेज़ी से ख़राब होने लगा जिसके कारण मैंने आहार के महत्त्व और व्यायाम के बारे में सीखा और समझा की यह किस तरह हमारी सेहत और तंदुरुस्ती से संबंध रखता है। मैंने वज़न कम करने में शामिल चिकित्सा पहलुओं को भी सीखा। क्योंकि मैं ख़ुद की स्वास्थ्य समस्याओं से जूझ रही थी इसलिए मैं लगातार डाइट, स्वास्थ्य और वज़न कम करने के क्षेत्र में होने वाले नये विकास के बारे में सीखती और जानकारी लेती रहती थी।

अपनी स्वास्थ्य चुनौतियों से लड़ते हुए मेरे पिता डॉ. अशोक ग्रोवर ही मेरे मार्गदर्शक, मेरे परामर्शदाता और मेरे समर्थक वाले रहे। मेरे पिता ने मेरी चिकित्सा समस्याओं के बारे में सीखा और मेरा मार्गदर्शन किया कि उनके साथ किस तरह से निपटा जाए। स्वयं डॉक्टर होने के कारण, मेरे क्लाइंट्स की स्वास्थ्य समस्याओं के बारे में वह मुझे अच्छा ज्ञान देने में सक्षम रहे और इसी कारण मुझे उन समस्याओं से निपटने में और अपने क्लाइंट्स को सही सलाह देने में बहुत मदद मिली।

मैं अपनी माँ, उमा ग्रोवर को धन्यवाद देना चाहूंगी, उनके अथक और निस्वार्थ समर्थन के कारण मैं अपने काम में अपने प्रयासों को समर्पित कर पायी। मेरी माँ मेरे लिए शक्ति का स्रोत रही हैं, और जैसे मैं अपनी आहार समस्याओं के साथ जूझती रही

हूँ, मेरी माँ ने कम कैलोरी के स्वस्थ भोजन (जो स्वादिष्ट भी हो) पकाने के प्रयोगों में मेरी मदद की।

मेरे माता-पिता दोनों ने मेरे काम में मेरा सहयोग किया और मुझे प्रोत्साहित किया, और जिससे मुझे ख़ुशी मिलती है वह करने की आज़ादी दी। मैं इस बात के लिए उनकी सदा आभारी रहूँगी।

मेरी बहन नीलिमा और उसकी बेटी सांची का विशेष धन्यवाद - उनकी साकारात्मक ऊर्जा और सहयोग ने मुझे बच्चों की नज़र से भोजन को देखने के लिए और बच्चों के लिए खाना बनाने की विधियों का प्रयोग करने के लिए प्रेरित और प्रोत्साहित किया।

मैं अपने भाई वरुन और भाभी अंकिता को मुझे प्रोत्साहित और मेरा सहयोग करने के लिए धन्यवाद देना चाहती हूँ। मेरी कज़न मधु और उसके पति डॉ. सलिल माँगी का धन्यवाद, हमेशा मेरे साथ रहने के लिए, जब भी मुझे मेरी स्वास्थ्य समस्याओं के लिए उनकी ज़रूरत पड़ी। मेरे कज़न डॉ. गौतम कुमार का मेरी आँखों की समस्याओं में मेरी मदद करने के लिए धन्यवाद और नीतो तथा रीटा का उनके प्यार, स्नेह और सहयोग के लिए धन्यवाद। साथ ही मेरी दोस्तों, अंतरा, हुमायरा, मीतू और दिपाली को उनके प्यार, दोस्ती और सहयोग के लिए धन्यवाद देना चाहती हूँ।

मैं डॉ. वासुदेव को विशेष तौर पर धन्यवाद देना चाहती हूँ, जिनके साथ मैंने 25 सालों से काम किया है। मैं उन्हें धन्यवाद देना चाहती हूँ कि उन्होंने मुझ पर विश्वास किया, मेरा सहयोग किया और वे कई नये विचार और बदलाव लायीं।

मेरे स्टाफ़ का धन्यवाद। विशेषतौर पर उषा, अनु, कैथी, ऐना और मेरे कैफ़े स्टाफ़ शीला और किरन का मेरे साथ इतने सालों काम करने के लिए और मेरे हर प्रयास का समर्थन करने के लिए धन्यवाद।

और अंत में मेरे क्लाइंट्स को धन्यवाद देना चाहती हूँ जिन्होंने मुझ पर विश्वास किया और मुझे उनकी मदद करने और उनके साथ काम करने का अवसर प्रदान किया। आप लोगों से मैंने सबसे ज़्यादा सीखा है।

लेखिका के बारे में

निशी ग्रोवर एक आहार विशेषज्ञ हैं, जिनके अब 1500 से ज़्यादा क्लाइंट्स बन चुके हैं। उन्होंने 1988 में ऐरोबिक्स ट्रेनर के तौर पर अपने करियर की शुरुआत की और आज अपने क्लाइंट्स के लिए व्यक्तिगत डाइट प्लान (डाइट, व्यायाम, और वज़न कम करने की थेरेपी का मिश्रण) बनाती हैं। उनका एक कम कैलोरी वाला कैफ़े भी है जहाँ उनके क्लाइंट्स बिना तेल और चीनी के बने ऐपल टार्ट, कुल्फ़ी, शाही टुकड़ा, और चॉकलेट केक जैसे मिष्ठान पेट भर कर खा सकते हैं। यह उनकी पहली किताब है।